ESCUCHA TU CUERPO

Versión hombre

LISE BOURBEAU

ESCUCHA TU CUERPO

Versión hombre

Editorial OB STARE

Puede consultar nuestro catálogo en www.obstare.com

Los editores no han comprobado la eficacia ni el resultado de las recetas, productos, fórmulas técnicas, ejercicios o similares contenidos en este libro. Instan a los lectores a consultar al médico o especialista de la salud ante cualquier duda que surja. No asumen, por lo tanto, responsabilidad alguna en cuanto a su utilización ni realizan asesoramiento al respecto.

Escucha tu cuerpo. Versión hombre
Lise Bourbeau

Título original: *Écoute ton corps. Version homme*

1.ª edición: junio de 2022

Traducción: *Juli Peradejordi*
Corrección: *TsEdi, Teleservicios Editorials, S. L.*
Diseño de cubierta: *Enrique Iborra*

Edita: OB STARE, S. L. U.
www.obstare.com | obstare@obstare.com

ISBN: 978-84-18956-12-6
Depósito Legal: TF-284-2022

Impreso en SAGRAFIC
Passatge Carsí, 6 - 08025 Barcelona

Printed in Spain

AGRADECIMIENTOS

De todo corazón, agradezco a todos los que han confiado en mí lo suficiente como para animarme a escribir la primera edición de este libro en el año 1987.

Un agradecimiento especial a Jean-Pierre Gagnon, director de mi editorial, LES ÉDITIONS ETC, que siempre está ahí para animarme y apoyarme en la producción de todos mis libros y que, gracias a su idea, me convenció de que era necesaria una versión masculina.

Gracias también a Monica Shields, la directora general de la escuela ÉCOUTE TON CORPS, que siempre está a mi lado para ayudarme en mil y una cosas y que, entre otras tareas, se encargó del diseño de la nueva portada de la publicación original con la ayuda de un centenar de nuestros clientes masculinos. ¡Gracias a ellos!

Un agradecimiento especial a los lectores de este libro, que querrán utilizarlo para difundir el amor en la Tierra.

PREFACIO

Por Jean-Pierre Gagnon

Tres palabras que lo dicen todo para mí. Antes de ser el director de la editorial E.T.C., trabajé para una compañía telefónica en un campo mayoritariamente masculino. Ese trabajo me gustaba más o menos, pero lo conservé durante unos cinco años. Todos los días veía a mis compañeros vivir situaciones difíciles. En la mayoría de los casos, hubo dos resultados: una gran frustración contra la situación / persona en cuestión o la decisión de reprimirlo todo diciendo: «¡La próxima vez no me pillarán de la misma manera!».

¡Si tan sólo, como me ocurrió a mí, hubieran tenido la suerte de leer este el libro! Pero el libro era rosa y atraía sobre todo a las mujeres. Personalmente, el color rosa no me frenó, porque mi experiencia personal con Lise Bourbeau me demostró que lo que enseñaba tenía sentido. Mi primera novia, Mónica, era la hija de Lise Bourbeau, y por eso, en los primeros meses de nuestra relación, Lise me invitó a una de sus conferencias en Montreal. No hice ninguna pregunta y fui sin dudarlo, porque el tema me interesaba: el dinero y la abundancia. Es interesante a cualquier edad, pero especialmente ¡cuando sólo tienes dieciséis años!

Asistí a la conferencia con Mónica, que también estaba viendo a su madre como animadora probablemente por primera vez. Al final de la velada, sugirió algunos ejercicios para hacer en casa. Me tomé el tiempo de completarlos y apenas una semana después compré mi ¡primer coche! No era un coche muy lujoso, por supuesto, pero este pequeño Renault V me hizo muy feliz. ¿Qué creéis que pensé después? Había experimentado personalmente lo que *Escucha tu cuerpo* podía hacer por mí en la vida, así que estaba abierto a aprender más.

Durante una primera infancia más bien difícil, con un padre alcohólico que pegaba a su mujer y a sus hijos con regularidad, adquirí bastante carga emocional para empezar la vida. Ésta es una historia desgraciadamente bastante común de los años setenta, pero digamos que estas experiencias dejaron su huella en mí y moldearon mi visión de la vida. Sin embargo, cuando asistí a la conferencia de Lise, a quien acababa de conocer poco antes, y me dijo: «Todo es posible en la vida y tenemos el poder de hacer que cualquier cosa que deseemos nos suceda», decidí creerlo, ¡aunque era la primera vez que escuchaba este tipo de planteamiento!

Las cosas empezaron a cambiar para mí, porque poco a poco fui aplicando las herramientas y los conceptos explicados en este libro y en el taller. Pude darme cuenta concretamente, porque cuando escuché a colegas que, mañana tras mañana, hablaban de sus problemas con sus esposas, yo no sentía lo mismo que ellos. Había recorrido un largo camino. Pasan los años, y Mónica y yo llevamos más de treinta años juntos y seguimos tan enamorados como el primer año. Puede sonar demasiado bien, pero simplemente somos felices juntos. Es fácil y estoy convencido de que es en parte porque leí este libro al principio de nuestra relación.

Al cabo de unos años, decidí dejar mi trabajo para unirme al equipo de *Écoute Ton Corps* y llevo trabajando allí desde hace veinticinco años. Este trabajo me aporta retos ¡y nuevas experiencias día tras día, y eso es lo que me encanta!

¿Por qué hemos esperado hasta el año 2017 para publicar una versión masculina de este libro? Simplemente, porque no se nos ocurrió antes... Cuando tuve esta idea, acababa de participar como expositor en varias miniferias de bienestar, algo que no hago muy a menudo. Noche tras noche me encontraba con hombres en nuestro stand que encontraban beneficioso e interesante el enfoque de *Escucha tu cuerpo*. Me llamó la atención que pasaban mucho tiempo hablando conmigo de todo tipo de cosas, pero ignoraban el librito rosa en detrimento de otros de distinto color. Fue entonces cuando me dije: **«¡Tenemos que cambiar un poco el contenido y el color de este libro para que la gente no se deje influir por el color y disfruten del contenido!»**. Los entiendo. No les culpo, yo tampoco habría comprado el libro sólo con verlo en la librería, a no ser que alguien me hubiera hablado de sus méritos.

El desarrollo personal no es sólo cosa de mujeres!

Ahora que tienes este libro en tus manos, puedes aprender más sobre cómo nuestros pensamientos, acciones, emociones y decisiones se ven afectadas por nuestro principio masculino y femenino. Le pedí a Lise Bourbeau que desmitificara este tema, porque pocos saben que tanto los hombres como las mujeres tienen un principio masculino y otro femenino. Le sugerí que añadiera a este libro algunas páginas de *Escucha tu cuerpo* para aclarar este tema tan importante. Esta adición se encuentra en el PRÓLOGO de Lise Bourbeau.

PRÓLOGO

Respondiendo a una propuesta de Jean-Pierre Gagnon, que es el director de mi editorial y mi yerno, decidí publicar una versión masculina de mi primer libro. Me sugirió que revisara el libro teniendo en cuenta una perspectiva masculina y que al mismo tiempo estuviera en sintonía con la enseñanza de *Escucha tu cuerpo*. Jean-Pierre forma parte del equipo de *Écoute Ton Corps* desde hace veinticinco años y, por lo tanto, conoce muy bien la enseñanza.

Creemos firmemente que el texto y los diversos ejemplos modificados se adaptarán mejor a la realidad masculina, lo cual mejorará la comprensión del lector.

La primera edición del libro *Escucha tu cuerpo, tu mejor amigo en la tierra* se publicó en el año 1987. Hoy, en el 2016, se han vendido más de 900 000 ejemplares y el libro se ha traducido a 19 idiomas.

En el 25.º aniversario de este libro, en el año 2012, lo modifiqué y mejoré manteniendo su estructura original para adaptarlo a la enseñanza actual de la escuela *Écoute ton corps*. También añadí el último capítulo sobre *La aceptación completa*.

Es cierto que, durante todos estos años, se han hecho nuevos descubrimientos, los cuales quiero compartir contigo. La enseñanza básica se ha mantenido igual. Este largo período de tiempo me ha llevado a descubrir otras formas de transmitir mejor los conceptos que se enseñan para que sean más fáciles de integrar y aplicar.

Desde la publicación de este primer libro, le han seguido otros veintitrés libros que han permitido a los lectores acceder a una enseñanza muy diversificada y de alta calidad.

Este libro que tienes en tus manos fue escrito especialmente para ti. Inconscientemente, has dado un paso que espero que transforme tu calidad de vida. Te percatarás de que en algunos ejemplos he escrito «tu pareja». Para aligerar el texto, he optado por no escribir «tu pareja» cada vez. Por lo tanto, te pido que aceptes que, sea cual sea tu elección de pareja, los ejemplos también sean válidos.

Me he tomado la libertad de tutearte para sentirme más cerca de ti. Y, como amiga, mi mayor deseo es querer ayudarte. Por lo tanto, intentaré aportar respuestas a tus preguntas, guiarte y hacerte descubrir toda la riqueza que llevas dentro.

Sin embargo, nada cambiará sin tu participación. Si pretendes leer este libro y luego dejarlo en tu estantería, estás renunciando a intentar ayudarte a ti mismo. Tienes que tomar tu decisión ahora. **¿Estás preparado para un cambio?**

Mi método es sencillo. Sólo tienes que leer cada capítulo cuidadosamente y aplicar el material en tu vida según sea necesario. Después de cada capítulo, sugiero hacer algunos ejercicios. Si sigues las instrucciones tal y como se presentan, te alegrarás de ir descubriendo todos los beneficios que esta aplicación te reserva.

El contenido de este libro es el resultado de la investigación, el estudio y las observaciones personales realizadas durante casi cincuenta años. Yo misma he experimentado todas las nociones mencionadas en él. La alegría que mis experiencias me proporcionaron fue tan grande que, al cabo de unos años, me convenció de que enseñara las grandes leyes de la vida y escribiera un libro sobre ellas.

Hasta ahora, miles de personas han transformado sus vidas aprendiendo a descubrirse a sí mismas, mientras sienten cada vez más la paz interior que a menudo creemos inalcanzable.

Quizá te preguntes por qué el libro está impreso en tinta violeta. He leído miles de libros y me he dado cuenta de que los libros impresos en violeta me ayudaban a sentir lo que estaba leyendo más que los impresos en negro.

❋ ❋ ❋

Mi enseñanza del amor verdadero es tan importante para los hombres como para las mujeres.

Todos los seres humanos, tanto los hombres como las mujeres, están formados por un principio masculino y otro femenino. En las enseñanzas orientales, el principio femenino corresponde a la parte yin y el masculino a la parte yang.

El principio masculino está conectado con el cuerpo mental, el lado racional del ser, y el principio femenino está conectado con el cuerpo emocional, o sea el lado irracional. El cuerpo mental, a través del intelecto, es para el plano material lo que la inteligencia es para el plano espiritual. Del mismo modo, el cuerpo emocional, a través de los deseos, es para el plano material lo que la intuición es para el plano espiritual. Uno nos ayuda a entrar en contacto con el otro, es decir, a través de nuestro intelecto y nuestros deseos entramos en contacto con nuestra inteligencia y nuestra intuición.

El principio femenino se refiere a la creatividad, la espontaneidad, la belleza, los sentimientos, la dulzura, las artes, la música, la receptividad. Es el lado pasivo y receptivo del ser.

Por el contrario, el principio masculino se refiere al lado racional del ser expresado por la fuerza, el coraje, la valentía, la perseverancia, la voluntad, el poder, la capacidad de análisis y de dirección y la lógica. Es el lado activo y generoso del ser. Su función es encontrar la manera de manifestar los deseos del principio femenino en el mundo físico.

El principio masculino tiende a la acción, a la separación, a la diferencia, a la individualidad, mientras que el principio femenino tiende a la interiorización, a la unión, a la fusión, a la armonía de todos los planos.

PARA LOGRAR LA ARMONÍA, ESTOS DOS PRINCIPIOS DEBEN TRABAJAR NECESARIAMENTE JUNTOS, TANTO EN LOS HOMBRES COMO EN LAS MUJERES.

Permitir que se fusionen en tu interior sólo puede conducir a crear una vida armoniosa. Vivir en sociedad te permite comprobar el grado de tu armonía interior. Puedes hacer esta comprobación con personas del mismo sexo y del sexo opuesto.

Mira tus interacciones en general con los hombres. ¿Son fáciles, satisfactorias? Si es así, es una señal de que estás en armonía con tu principio masculino, es decir, que consigues utilizar bien tu lado racional y tu capacidad de análisis. Si, por el contrario, son difíciles y te inclinas a tenerles poca estima, a tener menos paciencia o menos tolerancia, tus comportamientos y actitudes indican que te cuesta estar en armonía con tu principio masculino.

Lo mismo ocurre con tu principio femenino. Comprueba la calidad de tus relaciones con las mujeres y puedes remitirte a ellas para descubrir tu armonía interior con tu principio femenino.

En cuanto uno de estos principios no está en armonía, aparecen en tu vida emociones y problemas.

Tu principio femenino, que está en contacto con tu intuición, tu poder interior, conoce tus verdaderas necesidades. Ponte en contacto con tu poder interior y sólo podrás expresar deseos que satisfagan las necesidades de tu ser. Contribuirán, por el mismo hecho, a tu equilibrio y armonía.

Cuando hay armonía entre estos dos principios, el masculino aporta todo su conocimiento intelectual, su aprendizaje, su fuerza y su capacidad de acción al deseo de tu principio femenino. En este punto, reina la armonía completa, lo que le permite dar forma a tu vida a tu manera. Una creación armoniosa sólo puede surgir de la unión de los dos principios. Uno aporta la idea y el otro pasa a la acción.

Cuando me enteré de la idea de adaptar el libro para hacer una versión sólo para hombres, empecé a sentir lo que esta idea despertaba en mí. Poco a poco, su claridad y su fuerza crecieron en mí: era mi principio femenino el que se manifestaba.

El día que tomé la decisión de escribirlo, y que anoté en mi agenda las fechas que iba a reservar para hacerlo, estas acciones me indicaron que mi principio masculino acababa de pasar a la acción. Fue a través de la colaboración de mi principio femenino con mi principio masculino como pude crear este libro.

Recurres a ambos principios regularmente a lo largo del día. El mero hecho de que reconozcas que tienes hambre y quieres comer algo demuestra que estás en contacto con tu principio femenino. En el momento en que actúas y te llevas la comida a la boca, estás invocando a tu principio masculino. Estás creando algo en tu vida. Y crear no significa necesariamente inventar: crear significa decidir lo que quieres, dirigir tú mismo tu vida. Crear es una fuente de felicidad, alegría y energía.

Una persona que no crea su vida, es decir, que tiene ideas o deseos, pero no actúa, se siente mal. Al igual que lo contrario también puede ser cierto: una persona que actúa constantemente, sin tomarse el tiempo de comprobar si sus acciones están dictadas por sus verdaderas necesidades, a menudo actuará de forma contraria a lo que realmente quiere. Actuar así tampoco es beneficioso, porque la persona no está dando forma a su vida escuchando sus necesidades.

En resumen, lo ideal es reconocer que nuestro lado femenino sabe lo que nos conviene y que nuestro lado masculino sabe cómo satisfacer el deseo de la mujer interior. A su vez, la mujer interior debe confiar en la lógica del hombre interior sobre qué medios adoptar para hacer realidad ese deseo.

Cuanto más teme una persona entregarse a estos dos principios y reconocer su sabiduría, más crea una brecha entre ambos en lugar de permitir que se fusionen. Esta separación es la causa de muchas emociones, malestares y, en consecuencia, enfermedades para el ser humano.

Por eso esta enseñanza es tan valiosa, importante y necesaria para los hombres. No es sólo un asunto de mujeres, como han atestiguado muchos hombres que se han atrevido a interesarse.

Puedes encontrar más información sobre los principios masculino y femenino en mi libro *Listen to Your Body Again*, volumen 2.

Te deseo una buena estancia en tu interior. Tómate el tiempo que necesites, no te saltes ningún paso y tú también harás descubrimientos increíbles.

Con amor:

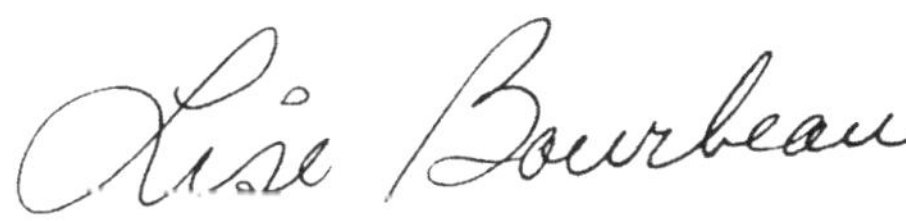

LISE BOURBEAU

Primera parte

LAS GRANDES LEYES DE LA VIDA

❋ ❋ ❋

Capítulo 1

EL OBJETIVO PRIMORDIAL DE TODO SER HUMANO

¿Te has preguntado alguna vez qué estás haciendo aquí en la Tierra?, ¿o cuál es tu objetivo como ser humano? ¡Hay que ver cuántas personas lo ignoran!

Sin embargo, la respuesta es muy sencilla. Todos tenemos el mismo objetivo, la misma razón de ser: **EVOLUCIONAR PARA SER CONSCIENTES DE LO QUE SOMOS.**

Todo aquello denominado VIDA debe crecer. Mira a tu alrededor. En el momento en el que una flor o un árbol dejan de crecer, muere. Lo mismo sucede con los hombres. Todo ser humano debe seguir creciendo y avanzando en su evolución. Para el hombre, crecer significa «crecer interiormente». A lo largo de toda tu vida, el alma es la que sigue creciendo y no tu cuerpo una vez que ya es adulto.

Pero ¿cómo se puede llegar a crecer? JESÚS nos lo enseñó y nos lo transmitió de una forma muy sencilla al decirnos que las dos principales verdades del ser humano son el AMOR y la FE. No parece que en sí mismo sea muy complicado, pero mientras los seres humanos se limiten a crear problemas de todo tipo, la falta de comprensión de estas dos leyes seguirá permaneciendo.

JESÚS, ese gran ser, vino a la Tierra al principio de la era anterior –la era de Piscis– y sus enseñanzas tardaron desgraciadamente casi dos mil años en empezar a ser aceptadas. Todos tendremos que saber amar para vivir mejor en esta nueva era de Acuario que ya ha comenzado y que nos aporta la energía necesaria para vivir en la inteligencia.

Se dice que cuando el ser humano haya aprendido a amarse a sí mismo y a sus semejantes de un modo total, habrá dominado la materia y su existencia en la Tierra ya no será necesaria.

También se puede considerar a la Tierra como una entidad en sí misma, es decir, un alma, una persona. Por lo tanto, su propósito es también evolucionar. Cada ser humano es considerado como una célula de la Tierra, al igual que tu cuerpo tiene miles de millones de células. Si cada una de tus células está sana, tendrás un cuerpo sano con el que te gustará vivir. Lo mismo ocurre con la Tierra.

Cada ser humano tiene la obligación de purificarse, mantenerse sano, física, mental y emocionalmente, lo que generalmente experimenta un ser inteligente y espiritual. En este contexto, la armonía reinará entre todos y la Tierra se convertirá en un lugar de amor, paz y felicidad.

Estás aquí en la Tierra para atender a tu propia evolución y no a la de los demás. Por lo tanto, es inútil utilizar todas tus energías en juzgar, dirigir y conducir la vida de los demás. En realidad, sólo estás en la Tierra para ocuparte de ti mismo.

A lo largo de este libro encontrarás sugerencias, medios y herramientas que te permitirán convertirte en DUEÑO de tu vida. Al desarrollar una gran fe en tu poder interior y en ese gran amor que hay dentro de ti, irradiarás tal energía que tus reacciones hacia tu entorno, así como hacia ti mismo, se transformarán completamente y tú y tu vida mejoraréis. La Tierra (o la sociedad) es tan fuerte como puede serlo el más débil de sus individuos, al igual que una cadena es tan fuerte como el más débil de sus eslabones.

Mucha gente dice que la Tierra, en su conjunto, ha evolucionado mucho en los últimos cien años. Esto no es falso, pero hay que entender que estamos viviendo principalmente una evolución física, material, no espiritual. ¿Dónde nos lleva esta evolución?

Miremos a nuestro alrededor: las farmacias, los hospitales, las prisiones y los asilos se multiplican. Las personas se ven cada vez más afectadas por enfermedades físicas y mentales. Cada año aparecen nuevas enfermedades. Tanto los medios de comunicación como el cine nos revelan a diario verdaderas atrocidades… ¿Es esto un reflejo de una evolución inteligente? ¿De una sociedad sana? A priori, el ser humano tiene razón al sentirse insatisfecho.

Es posible que ahora mismo estés experimentando esta insatisfacción en tu vida actual. Y probablemente ésta sea la razón por la que estás leyendo este libro. Tal vez sientas un vacío en tu interior que intentas llenar constantemente. ¿Pero estás buscando en el lugar correcto? No se trata de mirar a tu alrededor, sino dentro de ti mismo. Tu gran amigo está ahí. Es la divinidad. Es tu Dios interior el que está ahí para guiarte, para ayudarte.

Espero que desde ahora y hasta el final de este libro, lo descubras realmente y sientas sus manifestaciones a través de todas las experiencias que tendrás. A partir de ese momento, sabrás que con tu poder eterno serás capaz de lograr todo lo que quieras en tu vida.

Pero probablemente te preguntes: «¿Cómo es posible que sea tan simple y tan inalcanzable al mismo tiempo? Sabiendo que los humanos pueden hacer cualquier cosa, lograr cualquier cosa, ¿por qué tan poca gente lo consigue?».

De hecho, tienes razón preguntándotelo. En este momento, hay muy pocas personas en la Tierra que tengan el control total de sus vidas. Pero no pierdas la esperanza, porque poco a poco empezamos a despertar. Nos hacemos cada vez más preguntas y queremos ir más lejos, porque ahora somos más conscientes de que hay algo más. Ésta es la era de la espiritualidad. Sin embargo, al hombre no le resulta fácil profundizar. Esta dificultad proviene, por un lado, de su ego, que es muy grande y le domina, y por otro lado, de su miedo a descubrir una parte malvada dentro de sí mismo.

Pero ¿de dónde procede este miedo? Puede venir de la educación que recibiste o de algún otro lugar, tal vez incluso de una vida anterior. Pero eso carece de importancia, es hora de dejar atrás el pasado. En realidad, el pasado se ha ido: no se puede cambiar. **El momento más precioso del mundo es el momento que estás viviendo hoy. Y el futuro depende sólo de ti, de lo que pienses ahora**.

Si te estás iniciando en el desarrollo personal, quiero advertirte de que puedes experimentar algún trastorno mientras lees este libro. También puedes sentir que los cimientos de tu ser se están sacudiendo, que todo tu ser está cambiando, que todo se desmoronará. Pero no te preocupes. Es sólo una ilusión. Este temblor es la prueba de que algo está sucediendo en tu interior y de que has decidido limpiarlo todo para mejorar tu calidad de vida.

Ya sea estando más atento a tus pensamientos, asistiendo a talleres, conferencias o leyendo libros, el hecho de que decidas experimentar con el desarrollo personal es un indicio de que buscas evolucionar y purificarte. Para ello, es necesario realizar acciones diferentes si quieres que tu vida mejore.

Al repetir estas acciones, aumentas tu purificación. Tomemos el ejemplo de un vaso de agua sucia en el que se vierte muy lentamente agua clara, agua pura. Poco a poco, continuando con este proceso, el agua se irá purificando y acabarás teniendo un hermoso vaso de agua clara y pura. Esto es lo que ocurre en ti cuando empiezas tu desarrollo personal. Tus problemas pueden parecer incluso más numerosos, puedes sentirte presionado, pero de nuevo, esto es sólo una ilusión. Esto se debe sencillamente a que te estás haciendo más consciente.

Dite a ti mismo que tus esfuerzos constantes pronto se verán ampliamente recompensados.

La raza humana no deja de crecer, como todo lo demás en la Tierra. Un árbol echa raíces gracias a una pequeña semilla enterrada en el suelo. Esta semilla vive en la oscuridad, la humedad y el frío, y se encuentra rodeada de una multitud de formas de vida subterráneas. A pesar de ello, y sin saber qué está sucediendo y por qué, se encuentra irresistiblemente atraída hacia el sol y la luz. Ella no profundiza en el suelo. Por el contrario, se eleva, se libera de su corteza, atraviesa la capa terrestre y se desplaza hacia la luz. Una vez que ha llegado a la luz, comienza a crecer para convertirse en un árbol.

Lo mismo ocurre con todos nosotros. Por desgracia, todavía hay mucha gente en la Tierra que se encuentra al nivel de una pequeña semilla en la oscuridad. Estas personas no saben que hay algo más; no ven o se niegan a ver. Aunque hablemos con ellos de la luz, aunque se la mostremos, para ellos nada de esto existe. No tienen ni idea de que no son conscientes de su gran poder.

Por otro lado, la persona que decide tomar las riendas de su propia vida se encuentra en el nivel de «salida de la tierra». Ha empezado a percibir la luz. Se dirige hacia ella. Y cuanto más sube, más siente su calor y sus rayos –gracias al amor–, más alto se elevará y más se calentará y se iluminará.

Como cualquier persona que se dedica al desarrollo personal, también vivirás momentos difíciles cuando dejes que tu ego te controle.

Todos pasamos por estas etapas. Puede parecer difícil admitir que otras personas puedan tener razón, así como reconocer que sus respuestas o consejos son buenos para nosotros. En cambio, queremos cambiarlos para tener razón nosotros. Es un obstáculo que tenemos que superar, ¡vale la pena! Cuanto más podamos controlar nuestro ego, más controlaremos nuestra actitud y las situaciones externas. Este esfuerzo te llevará a la luz, a la felicidad.

El desarrollo personal es comparable a una herida en el cuerpo. Para acelerar el proceso de cicatrización, se suele empezar aplicando un producto antiséptico que a menudo causa más dolor que la propia herida. Este dolor existe con el propósito de curar tu herida. Sin embargo, se sabe que unos minutos después, el proceso de cicatrización ya habrá comenzado a surtir efecto. Lo mismo ocurre cuando te mueves hacia dentro, cuando te comprometes a crecer, a purificarte, para descubrirte a ti mismo. El dolor es real –pero pasajero– y al final sólo saldrá algo bueno de ello.

Si sientes algún dolor o incluso una molestia persistente, será una señal de que te estás resistiendo, de que te resistes a soltar. Si me mencionas que no tienes las relaciones, todo el amor y la salud que deseas, o todo el dinero que crees que necesitas, te diré esto: «Si hay tantas cosas que no funcionan en tu vida, ¿qué tienes que perder?».

Por lo tanto, deja de resistirte y ríndete. Dite a ti mismo que tienes todas las de ganar si intentas algo nuevo, diferente. De hecho, no hay duda de que tu evolución se verá afectada y que tu dolor será mucho menos doloroso. Siempre es en los que se resisten donde se esconde el mayor sufrimiento. Cuanto más te resistas, más persistirá el dolor. Cuanto más te resistes a algo, más se repite la misma la situación. Es probable que ya hayas experimentado esto.

Es cierto que la resistencia se manifiesta más en las personas con un carácter más fuerte. Tendrán que trabajar el doble, por así decirlo, pero la recompensa también será mayor. **Lo importante por el momento eres tú**. Sigue adelante, persevera, logra pequeñas victorias cada día y, poco a poco, verás manifestarse todo lo que quieres en tu vida.

En este libro se mencionará a menudo la palabra DIOS, así como algunos pasajes de las enseñanzas de JESÚS, pero puedes tener la seguridad de que mi objetivo aquí no es tratar de religión. De hecho, sólo hay una religión en todo el mundo: **la religión del amor a uno mismo y al prójimo, de la aceptación de uno mismo y de aceptar a los demás tal y como son**. No puedes renegar de DIOS, porque eres una de sus manifestaciones, como todo lo que vive en la Tierra.

Para obtener el control de tu vida, debes ser más consciente. El nivel de conciencia humana es tan bajo en este momento que la mayoría de las veces el ser humano no sabe realmente lo que está diciendo, haciendo o pensando; sólo lo hacen mecánicamente. ¿Cuántas veces al día te haces preguntas antes de actuar o hablar? Ahora es el momento de ser más conscientes.

Todo lo que percibes con tus sentidos, todo lo que ves con tus ojos, todo lo que oyes con tus oídos suele ser una ilusión debido a la interferencia de tu ego. La realidad es lo que ocurre en el mundo invisible, en el mundo del pensamiento y del sentimiento. Antes de que se haga visible, todo tiene que pasar por el plano invisible. ¿Te has dado cuenta de que no hay nada que exista en la Tierra hasta que se haya imaginado, sentido, pensado o soñado? Éste es el gran poder que tienen todos los humanos.

Las entidades del mundo mineral, vegetal y animal no pueden crear. La única entidad en la Tierra que puede crear realmente es el ser humano. Es cierto que los animales pueden crear un nido, un lugar para esconderse, por ejemplo, pero lo hacen instintivamente, para seguir sobreviviendo y reproducir su raza, y no conscientemente como los humanos.

Éste último ha alcanzado un mayor grado de conciencia que los otros tres reinos: tiene la posibilidad de ser consciente de ese gran poder que lo creó. Ahora, el humano debe ir al quinto reino, el reino divino. DIOS creó la Tierra y todo lo demás en el cosmos. Cuando decimos que el hombre fue creado a imagen de DIOS, significa que al ser una manifestación divina, también es un Dios creador.

Para aceptar esta realidad, primero has de cambiar tu definición de la palabra Dios. En verdad, no se trata de un personaje, sino que es más bien una energía creativa que se experimenta a través de ti y de todo lo que vive en este planeta. ¿Eres consciente de que has utilizado esta energía la mayor parte del tiempo para crear lo contrario de lo que querías? **Ahora puedes crear lo que quieras en este mundo**. ¿Por qué no lo has hecho hasta ahora? Porque no creías en ello o porque no eras consciente de su gran poder. Es el gran error del ser humano para no aceptar esto último.

A medida que haces actos de fe, cuando empiezas a realizar cosas extraordinarias, entonces entiendes el significado de todo ello. **También entiendes el significado de lo siguiente: el ser humano se convierte en lo que piensa, lo que siente y lo que cree**. El pensamiento es una imagen que se envía al mundo invisible. Creando esta imagen, alimentándola con tu poder, le das vida poco a poco. Este pensamiento se alimenta de tus sentimientos y tus emociones. Por último, se hace visible en el plano físico.

Siguiendo estos pasos, tienes el poder de manifestar lo que quieres. Se empieza por el plano mental (imaginándolo), luego el plano emocional (sintiéndolo como si ya estuviera allí), luego el físico (por medio de acciones). Pero antes de comprometerte, debes preguntarte si lo que quieres manifestar satisface una necesidad de tu ser o no. Nuestros pensamientos son tan inconscientes que a menudo provocamos cosas que no queremos, y que además son desagradables y perjudiciales para nosotros. **Cuando esto te ocurra, no resolverás nada culpando a los demás. Ellos no tienen nada que ver. El único responsable de lo que te ocurre eres tú**.

Al aceptar la idea de que has sido tú mismo quien ha materializado estas cosas –tanto buenas como malas– y de que tienes un gran poder, ¿no es maravilloso darse cuenta de que puedes usar tu energía y tu poder para hacer que sólo te ocurran cosas buenas?

Sería realmente desalentador pensar o creer que todo lo que te sucede podría haber sido provocado por una influencia externa. Si eres desgraciado y crees que los demás son responsables de ello, ¡te estás poniendo en una situación en la que deberás tener paciencia y esperar hasta que cambien de opinión, actitud o comportamiento para que puedas ser feliz! Y si estás enfermo y sigues culpando a otros (herencia, mala salud, fiebre, etc.), de nuevo tendrás que ser paciente y esperar a que cambien las causas externas y puedas mejorar. ¿Cuánto tiempo más vas a esperar? ¿No sería mejor crear, dirigir tu propia vida?

Piénsalo, sólo se necesitan unos segundos para visualizar la felicidad y tu cuerpo se beneficiará inmediatamente. Pero también es fácil hacerse la víctima, pensar que tienes mala suerte o que «nadie te quiere» para que tu felicidad se volatilice. Sólo hace falta un momento para dejar de reír, para criticar o para amar. Verás, de un momento a otro, que tú eres el que cambia tu vida. Tú creas tu vida según lo que decides ver a través de tus ojos físicos, cuando deberías intentar ver a través de los ojos de tu corazón.

Busca la belleza detrás de la fealdad, el amor detrás de las críticas. De este modo, habrás realizado un paso importante hacia el aprendizaje. La verdadera evolución consiste en convertirse en un ser espiritual. **Ser espiritual es ver y sentir la inteligencia divina en todo**. Ella quiere que todos seamos felices, y tenemos la suerte de contar con el aporte de energía de la nueva era que nos facilita el aprendizaje.

¿Qué significa vida inteligente? Es una vida en la que nos esforzamos por manifestar sólo aquellas cosas que son útiles y agradables. **El amor, la conciencia y la responsabilidad son el medio por excelencia para llegar a para manifestar la inteligencia en nuestras vidas**. De hecho, estos asuntos se tratarán a lo largo de este libro.

Detente unos instantes, entra en tu interior y presta atención: ¿qué pensamientos surgen con más frecuencia durante el día? ¿Acostumbras a mencionar «mi dolor de cabeza», «mi dolor de espalda», «mi problema»? Ya ves, les prestas tanta atención al poner tanta energía en ellos que tus dolores y molestias persisten. Nos convertimos en lo que pensamos, ¡recuérdalo! Cuando tus pensamientos no son inteligentes para ti, te creas una vida desagradable.

Cuando estás en compañía de amigos o de personas queridas, ¿hablas de tus problemas o tratas de encontrar una solución? ¿Y qué haces en tu tiempo libre? ¿Te relajas? ¿Pasas el tiempo viendo programas de televisión constructivos, que te enriquezcan? ¿O prefieres ver películas que te hacen sentir ansiedad, miedo o envidia? Recuerda que la pantalla distorsiona la realidad. Por otra parte, ¿qué lees? ¿Lees artículos que te ayudan o enriquecer tu conciencia o lees malas noticias? Te conviertes en todo aquello que permites que entre en tu conciencia y tu subconsciente.

No estás en la Tierra para vivir en la riqueza o en la pobreza, en la popularidad o el anonimato, en el trabajo o en el paro. **Estás en la Tierra para «ser», es decir, para desarrollar tu individualidad, tu yo**

superior. A la mayoría de la gente le preocupa su personalidad. La personalidad es lo que se ve, lo que se percibe exteriormente de una persona. Hay que ir transformando poco a poco esa personalidad para acercarnos a nuestra individualidad.

Éstos son los ejercicios mencionados en el prefacio. Encontrarás una serie de ellos al final de cada capítulo. Si realmente quieres darte todas las oportunidades para mejorar tu calidad de vida, te aconsejo encarecidamente que les prestes una atención especial.

EJERCICIOS PARA ASIMILAR ESTE CAPÍTULO

1) Escribe en las páginas siguientes lo que recuerdas haber hecho durante la última semana, incluyendo:

   - Cualquier cosa que sepas que has hecho por ti y que te haya ayudado a sentirte bien, a conocerte y a sentirte feliz.
   - Cosas que has hecho por otros, mencionando si lo hiciste por voluntad propia o qué te motivó a hacerlo. Por ejemplo, si lo hiciste para evitar sentirte culpable o por el miedo a algo.
   - Nombra a todas las personas a las que has criticado o juzgado durante la semana, a los que hicieron o dijeron cosas que no te gustaron y lo que te hubiera gustado que dijeran o hicieran de modo diferente. Pueden ser situaciones en las que has criticado de palabra o de pensamiento, por ejemplo.
   - En resumen, anota todo lo que puedas recordar.

2) En esta fase, te sugiero encarecidamente que repitas la siguiente afirmación en cualquier momento en que estés a solas con tus pensamientos, hasta que te sientas preparado para pasar al segundo capítulo.

SOY UNA MANIFESTACIÓN DE DIOS, SOY DIOS;
POR LO TANTO, PUEDO CREAR AQUELLO QUE DESEO
Y LOGRAR UNA GRAN PAZ Y FUERZA INTERIORES.

Capítulo 2

MENTE CONSCIENTE/MENTE SUBCONSCIENTE/ MENTE SUPERCONSCIENTE

Ahora que has completado el ejercicio del primer capítulo, espero que al hacer este examen de conciencia ya hayas descubierto algunas cosas sobre ti mismo.

En varias ocasiones, te habrás dado cuenta de que has hecho cosas sin ser consciente de ellas y que, durante el transcurso de un mismo día, no has podido recordar algunos de tus actos, palabras o pensamientos. Probablemente has hecho algo para los demás sin preguntarte si realmente te ha gustado o sin comprobar si realmente cumplía tus necesidades. No te preocupes.

En todo el mundo, como media, el ser humano es un 90 % inconsciente y un 10 % consciente de lo que hace, dice, piensa y siente. Sorprendente, ¿verdad? Esto significa que pasas el 90 % de tu tiempo actuando, hablando y pensando mecánicamente, sin apenas darte cuenta de lo que estás sintiendo. Juntos intentaremos mejorar tu estado de conciencia, porque es esencial que seas consciente de lo que piensas, haces, dices o sientes para manifestar tanto lo que quieres tener y hacer como lo que quieres ser.

Esa parte de tu mente llamada *subconsciente* afecta directamente a la zona del plexo solar, situada entre el ombligo y la zona del corazón. Lo que se registra en tu mente subconsciente reacciona sobre tus emociones, que a su vez influyen en tu forma de actuar.

Se dice que la mente subconsciente puede registrar hasta diez mil mensajes al día en el caso de una persona activa que vive en una gran ciudad. Tu subconsciente es como un poderoso ordenador en tu cuerpo que registra todo que sucede en tu vida. Desde el momento de tu concepción, es decir, nueve meses antes de que nacieras, todo lo que se ha dicho, visto, oído y percibido por tus sentidos ha quedado registrado, seas consciente o no de ello.

He aquí un ejemplo de lo que puede hacer tu mente subconsciente: cuando vas de camino al trabajo, capta todas las señales de tráfico, los anuncios, los transeúntes, los nombres de calles, los colores, los sonidos e incluso los olores..., en fin, todo lo que captan tus sentidos. Tu subconsciente hace este trabajo, a pesar de ti mismo, porque por el momento tu grado de conciencia aún no es lo suficientemente alto como para aceptar todo de un modo global. La mente subconsciente existe para acudir a rescatarte con el fin de mantenerte ¡sano! Es un poco como una válvula de escape.

El subconsciente es una parte de ti que no razona. Simplemente lo toma y lo acepta todo como un ordenador acepta los datos que se le introducen. Lo mismo ocurre con una calculadora: si le dices que resuelva la operación 3 × 4, cuando tu intención era darle 4 × 4, inevitablemente te dará 12, porque no puede adivinar tus errores. Acepta los comandos tal y como se dan. Tu mente subconsciente hace exactamente lo mismo. Registra todo lo que entra en ella y luego te hace actuar en consecuencia, porque influye en tus pensamientos sin que lo sepas.

¿Cuántas veces has visto el mismo cartel publicitario de una nueva marca de maquinillas de afeitar y, sin darte cuenta, ¡la has comprado después!? Has sido hipnotizado. Tu subconsciente recogió el mensaje y de repente tuvo ganas de probar una nueva marca de maquinilla de afeitar. En la Tierra hay muchos hipnotizadores de este tipo: la televisión es uno de los más poderosos.

La gente no se da cuenta de lo mucho que capta y de todo lo que puede hacer a partir de estos mensajes. Por eso es importante que estés más atento a lo que dejas entrar en tu subconsciente. Es tu servidor. No conoce ni el bien ni el mal. No sabe diferenciar lo que es bueno para ti de lo que no lo es. Se limita a cumplir las órdenes proporcionándote los resultados de todo lo que le es transmitido y recibido.

Así pues, si alimentas continuamente el miedo o si estás rodeado de personas cuyas conversaciones se basan en parte en miedos o cosas negativas, reaccionarás de la misma manera. Tus pensamientos negativos son grabados por tu subconsciente e inevitablemente te los devuelve. Una vez vuelves a dejarte dominar por estos pensamientos negativos, tu mente subconsciente los vuelve a captar y te los devuelve… Es un círculo vicioso.

¿Sabes que incluso puedes llenarte de dudas y preocupaciones con sólo escuchar la radio? Mientras te dedicas a tus quehaceres cotidianos, crees que no estás prestando atención a lo que se dice en la radio, pero todo penetra sutilmente en tu subconsciente.

Ahora bien, éste siempre actúa sobre el último mensaje transmitido o recibido. Supongamos que tu subconsciente es representado por un taxista, y que su pensamiento eres tú, el pasajero. Le pides al conductor que te lleve al 8 662 de la calle Papineau. Se dirigirá a la dirección que se le ha proporcionado y hará todo lo posible por cumplir la orden que ha recibido. Pero pasados unos minutos, te das cuenta de que hay un error en la dirección. Le dices al conductor que el nombre de la calle es St-Denis y no Papineau. Cambia su ruta con el fin de dirigirse al nuevo destino. Al igual que el taxista, tu subconsciente se limita a llevar a cabo el último mensaje recibido.

Utilizo este ejemplo para que te des cuenta de que si te pasas la vida cambiando de ideas, tu subconsciente estará confuso y no sabrá qué hacer o a quién escuchar, al igual que el taxista que, después de que le hayas hecho cambiar de dirección varias veces, se impacientará y exclamará: ¡A ver si se aclara usted de una vez! ¿Adónde quiere ir?

Ahora que tienes una buena idea del poder de la mente subconsciente, ¿por qué no utilizarla para conseguir lo que quieres? Al transmitirle el mismo mensaje regularmente, provocará situaciones, reuniones y eventos que te guiarán hacia el cumplimiento de tus deseos y de sus deseos y hacia la realización de tus sueños.

Un ejemplo: digamos que quieres mudarte el año que viene a una bonita casa en las afueras de la ciudad frente al mar. Bien. Empiezas a pensar en esta casa: la imaginas, la visualizas, incluso puedes sentir la felicidad de estar ya allí, en esa casa, de sentir la frescura del agua. Es importante saber que tu mente subconsciente es mucho más eficaz cuando utiliza imágenes incorporando sentimientos en ellas.

Así que imagínalo sintiéndolo bien, piénsalo con asiduidad cada día y actúa en consecuencia. Esto te dará la mejor oportunidad de conseguir lo que quieres. ¿Cómo? ¿Con qué dinero? Eso es lo de menos. Los medios necesarios aparecerán.

Es como tu taxista. Dale una dirección; no cambies de opinión; siéntate en el coche y deja que te lleve al lugar al que quieres ir. Y llegarás allí. Sea cual sea el camino que tome, el conductor te llevará a donde quieras ir. Haz lo mismo con tu subconsciente. Dale una orden, déjate guiar y espera a que te lleve al lugar deseado.

La clave es recordar que no hay que distraerse de la idea ni cambiarla en ningún momento. No te dejes influir por las opiniones de los demás. Si revelas tus intenciones, algunas personas se alegrarán por ti, pero otras reaccionarán negativamente a tu objetivo y tratarán de desanimarte: «¿Cómo te las arreglarás para conseguir una casa así? ¿Crees que conseguirás suficiente dinero?». Aparecen las dudas y empiezas a pensar con frecuencia: «Tal vez estoy yendo demasiado rápido, tal vez debería esperar otro año».

¡Eso es! Al cambiar de opinión, acabas de cambiar la orden dada a tu subconsciente. Recuerda, registra tu último pensamiento que contribuyó a la formación de otra imagen: la de no querer una casa por el momento. Sin embargo, si al día siguiente te pones a pensar en todos tus planes y te das cuenta de que realmente quieres esa casa, tu mente subconsciente empezará a trabajar automáticamente de nuevo. Los humanos cambian de opinión con demasiada frecuencia. La capacidad de concentrarse es una habilidad que hay que adquirir y mantener.

Así que ¿por qué no utilizar tu mente subconsciente a tu favor, sabiendo que es una gran fuerza que está dentro de ti? Cada individuo tiene un subconsciente. Depende de ti el aprovecharlo. Empieza ahora a visualizar lo que quieres ser, hacer y tener en tu vida. ¿Quieres tener amor a tu alrededor? ¿Quieres llevarte mejor con tus hijos? ¿Tus amigos? ¿Tu familia? ¿Quieres conseguir el trabajo que siempre has deseado? Continúa la lista. Tu mente subconsciente puede hacer que cualquier cosa suceda. Depende de ti utilizarla. Si no te gusta tu trabajo, siéntate y visualiza que estás anunciando una fantástica noticia a tus amigos: «Acabo de encontrar un trabajo increíble; es fantástico, estoy muy feliz por ello». Siéntelo realmente ¡en ti!

Si empiezas a pensar conscientemente con demasiado razonamiento y le dices a tu subconsciente que te gustaría tal o cual trabajo con tal o cual salario, tipo de jefe, en tal o cual lugar, etc., acabas de minimizar tus posibilidades. Se hace mucho más difícil. Así que cuando quieras conseguir algo específico, has de evitar querer controlar demasiado. Por ejemplo, es mejor que no le digas a tu taxista qué calles debería tomar. Esto probablemente haría que el viaje sea más largo, más difícil y te cueste el doble de caro.

Se trata de confiar en tu subconsciente, que, conectado con tu *superconsciente*, posee poderes muy grandes. Le dices a tu mente subconsciente lo que quieres exactamente como producto final, sin enumerar todos los detalles para llegar a ello.

¿Deseas una pareja? No es necesario preguntar por la altura, la edad, el color de los ojos, la ocupación, si ronca o tiene hijos pequeños. De nuevo, estás limitando tus posibilidades. Seguramente habrá una entre varios miles que cumpla con tus criterios. ¿Pero qué hay del aspecto espiritual? Has de tratar de visualizarte con una persona, pero no necesariamente describirla con detalle. Deséala fantástica, la que más te convenga para crecer, para cumplir tu plan de vida. Puedes encontrarte con un tipo de persona en la que nunca habrías pensado y que es la que realmente necesitas.

He oído que en una gran ciudad como Montreal –con una población de dos millones de habitantes– al menos siete mil personas pueden ser compatibles contigo en el amor. Así que no hay que preocuparse, ¿verdad?

Como se ha mencionado anteriormente, es por lo tanto muy importante no olvidar la parte en ti que se llama superconciencia. Representa a tu lado divino y conoce todas tus vidas pasadas y futuras, así como tu plan de vida. Es tu poder interior que sabe exactamente qué camino debes seguir para alcanzar tu perfección divina.

Por lo tanto, cuando pidas, desees o creas que tienes una necesidad real y des la orden a tu subconsciente, es imperativo que le recuerdes que debe consultar a tu superconsciente para saber si lo que quieres es realmente beneficioso para ti. Si no lo es, recibirás un mensaje de que es mejor que desees otra cosa. Este nuevo deseo también será aún más fuerte que el primero.

Volvamos al ejemplo de la casa junto al agua. Si no es lo que más te beneficia actualmente y estás abierto a escuchar un mensaje de tu superconciencia, recibirás este mensaje en cuestión de días o semanas. Para ello, has de estar alerta sobre lo que sientes, pues **tu supercon-**

ciencia te habla más a través de tu sentimiento. Lo que sientes es mucho más importante de lo que crees.

Cuando surja otro deseo y estés indeciso, comprueba cómo te sientes con cada uno de ellos. ¿Cuál de los dos produce un verdadero WOW en ti? Cuando estés convencido, tu decisión será fácil de tomar. Esto es lo que quieres ahora... y no la casa. Gracias a lo que se te presenta, comprenderás y te darás cuenta de que has obtenido lo que decía tu mensaje.

Es muy reconfortante saber que en nosotros existe esta gran y extraordinaria fuerza que está directamente vinculada con el poder universal a la totalidad del cosmos, a la superconciencia de cada uno los habitantes de la Tierra, al igual que cada célula del cuerpo humano está conectada con todas las demás.

Tu superconciencia está siempre presente para guiarte y apoyarte las veinticuatro horas del día. Sería una buena idea darle un nombre. Cuando aprendas a hablar contigo mismo y a conectar con tu superconciencia, tendrás la sensación de estar con un buen amigo. La elección del nombre la dejo en tus manos. Sin embargo, a menudo sugiero que la gente elija una palabra que no se pueda confundir con ninguna otra o que no esté vinculada con ningún recuerdo. Sugiero «Arom», que contiene las mismas letras que la palabra «Amor». Ahora tienes una persona muy poderosa en la que siempre podrás confiar.

Te darás cuenta de que nunca más estarás solo. Este gran poder dentro de ti sabe exactamente lo que es bueno para ti. Y si piensas, dices o haces algo en contra de este gran poder interior, se asegurará de enviarte un mensaje a través de tu subconsciente. Este mensaje te hará saber que estás haciendo algo en este preciso momento que no es bueno para ti.

¡Te das cuenta de lo maravilloso que es! Ahora eres tu propio terapeuta. Puedes llevar tu vida como quieras, y cada vez que des un paso equivocado, te enviará señales. Ya no tienes que preocuparte, pensar una y mil veces las cosas o sobreanalizar antes de tomar una decisión. Tu gran poder interior siempre está ahí para hacerlo en tu lugar. Es un excelente medio para dejar a un lado nuestra mente, nuestros pensamientos, y aceptar que hay una fuerza en nuestro interior que nos guía en nuestras decisiones. Se llama «soltar».

He aquí diferentes mensajes que tu superconciencia puede enviarte para advertirte de que en ese momento hay algo que no es bueno para ti: emociones que se apoderan de ti –especialmente la rabia, la culpa y también los miedo–, malestar, enfermedad, falta de energía, problemas de peso, accidentes, adicciones, el deseo de consumir alcohol o drogas, comer o dormir en exceso o demasiado poco, etc.

Desde tu nacimiento, habrás recibido miles de mensajes. Y como no pudiste descifrarlos, atribuiste tus malestares y angustias a algo exterior. Ésta es la razón por la que la mayoría de la gente suele ser reactiva en su vida personal: están buscando en el lugar equivocado.

Ahora sabes que fuiste creado a imagen de DIOS, es decir, un ser perfecto. **Eres tan perfecto como puedes serlo en un momento dado**. Cada vez que te pasa algo contra tus deseos y necesidades, es decir, un incidente que te cause dolor, tu superconciencia, que es perfecta, te envía un mensaje para indicarte que no estás en el camino correcto, el del AMOR. Este mensaje es perfecto porque quiere atraer tu atención a tu forma de pensar errónea –lo que ocurre en tu interior–, que te hace sufrir en el mismo grado en que lo que experimentas en tu mundo exterior.

DIOS, por amor incondicional, nos ha dado el libre albedrío, que nos permite ser libres para cometer nuestros errores, para vivir nuestras experiencias como lo consideremos oportuno. Ésta es también la razón por la que nos ocurren tantas cosas desagradables. Hacemos un mal uso de nuestro poder para elegir. DIOS te ama de la misma manera que un padre debería amar a su hijo, incondicionalmente.

Si éste último quiere irse de casa a una edad considerada demasiado joven por sus padres para vivir su vida, es muy probable que se opongan y simplemente se limiten a hablar de sus propias experiencias, sin tener en cuenta las necesidades de su hijo. He aquí una manifestación del amor basado en el miedo en lugar de en el amor incondicional.

Si mostraran verdadero amor, serían capaces de compartir sus preocupaciones sobre la decisión de su hijo aceptando que parta a la aventura –aunque no estén de acuerdo–, así como de dejarle tener sus propias experiencias y emprender su propio aprendizaje.

Esto es exactamente lo que hace DIOS contigo. Siempre está ahí, presente dentro de ti. Ve todo lo que está sucediendo y, sin embargo, te deja libre para que elijas lo que quieres o lo que no quieres. Si actúas en contra de sus grandes leyes naturales, te enviará sin demora un mensaje a través de tu superconciencia. De ti depende, por tu libre albedrío, hacer lo que quieras con él.

Si tienes un accidente, te sientes mal o tienes una emoción difícil de manejar, en vez de enfadarte, acepta la situación y agradece a tu superconsciente el mensaje.

Rebelarte sólo empeorará la situación. Obsérvate a ti mismo objetivamente, sabiendo que estás viviendo una experiencia para conocerte a ti mismo. Intenta entender lo que está tratando de decirte. Esto te liberará, te ayudará a estar en armonía contigo mismo y a lograr una mayor paz interior.

A partir de hoy, sé con certeza que quieres ser mucho más consciente y aprender a controlar tu vida. Así que se trata de entender los mensajes y actuar en consecuencia.

EJERCICIOS PARA ASIMILAR ESTE CAPÍTULO

1) Antes de pasar al próximo capítulo, anota en las páginas siguientes todo lo que te ha pasado y lo que recuerdas gracias al poder de tu subconsciente. Probablemente no sabías que así fue como provocaste ciertas situaciones, ciertos acontecimientos de tu vida. Intenta recordar todas estas cosas, sean agradables o no. Puedes haber tenido miedo de que te ocurriera algo y, curiosamente, ocurrió poco después. O puede que hayas anhelado otra cosa y lo hayas conseguido. Sin darte cuenta, estabas programando tu subconsciente. A partir de entonces, empezarás a ser consciente de esta fuerza que siempre ha estado en ti, aunque no supieras que estaba ahí.

2) A continuación, visualiza, imagina algo que deseas que ocurra en los próximos días. Puede ser algo pequeño, no demasiado complicado. Piensa en lo que realmente te importa y en lo que deseas para ti pronto. Tómate varios momentos durante el día para pensarlo, visualizarlo y sentirlo; en definitiva, para verlo como si ya hubiera ocurrido. Haz esta prueba contigo y te darás cuenta del poder que

tienes para hacer realidad lo que quieres. Es muy importante que sepas que la mente subconsciente no entiende el pasado ni el futuro. Si le dices: «Algún día tendré tal o cual cosa», no lo entenderá. Sólo entiende la imagen deseada: «tengo» o «yo». Por eso es importante que te veas de antemano con lo que quieres.

3) Puedes releer este capítulo tantas veces como quieras si no has obtenido ninguna de las cosas que quieres que ocurra.

4) Para cuando llegues al capítulo siguiente, ésta es la afirmación que has de repetir lo más a menudo posible, si no todos los días:

AHORA VEO MI CUERPO COMO MI MEJOR AMIGO
Y GUÍA EN LA TIERRA, Y ESTOY APRENDIENDO
A RESPETARLO, ACEPTARLO Y AMARLO COMO
DEBERÍA SER.

Capítulo 3

COMPROMISO Y RESPONSABILIDAD

Es muy importante entender la diferencia entre compromiso y responsabilidad. El diccionario define la palabra responsabilidad como la obligación moral de asumir las consecuencias de nuestras elecciones.

Estoy seguro de que estás de acuerdo conmigo en que en muchas ocasiones sufrimos las consecuencias de las decisiones de otras personas. Si alguien a nuestro alrededor se siente infeliz por la razón que sea, nos sentimos mal, incluso culpables, e intentamos espontáneamente ayudarle o aportarle soluciones que puedan cambiar su situación actual, incluso antes de que la otra persona nos haya pedido ayuda. Esto no caracteriza el verdadero sentido de la responsabilidad en el ser humano.

Nuestra única responsabilidad en esta Tierra es nuestra propia evolución. En otras palabras, se trata de reconocer que estamos constantemente haciendo elecciones, tomando decisiones y que, por lo tanto, nos corresponde asumir las consecuencias.

Eres responsable de tu vida desde que naces. Esto puede parecerte inverosímil, pero has elegido a tus padres, tu entorno familiar y social e incluso tu país, y todo esto forma parte de la noción de responsabilidad. Esta elección se hizo según tu plan de vida en el mundo del alma antes de que nacieras.

Mientras haya una pequeña duda en cuanto a la aceptación de tu responsabilidad, no podrás transformar los acontecimientos de tu vida. Debes entender y aceptar que sólo tú eres el único responsable de tu vida. Si no te gusta el resultado de tus decisiones, puedes cambiar el formato. Tú eres el único que puede crear tu vida. Tu gran responsabilidad eres tú mismo, tu propia persona. Por lo tanto, reconocer y aceptar que los demás también son responsables de SU vida es algo evidente.

El mejor regalo que un padre puede hacer a sus hijos es enseñarles el concepto de responsabilidad lo antes posible. Por ejemplo, si un niño decide no ir al colegio una mañana porque no le apetece y hace que su padre le escriba una nota diciendo que está enfermo, está tomando una decisión, pero no quiere afrontar las consecuencias. En tal caso, un padre responsable escribiría en la nota: «Mi hijo no quiere ir a la escuela porque es un vago». En este caso, el niño se pondrá de mal humor, y entonces, el padre sólo tiene que responder: «Tú eres el que tomaste la decisión. ¿Por qué debo mentir y decir cosas que me hacen sentir incómodo? Tienes que afrontar tus decisiones y asumir las consecuencias».

La reacción del padre puede provocar una conversación con el niño sobre sus razones y temores para no querer ir a la escuela, por ejemplo.

Otro escenario: el niño muy pequeño quiere salir a jugar sin vestirse adecuadamente cuando hace bastante frío. El padre sugiere que el niño se vista con prendas más abrigadas. El niño se niega: no quiere ponerse más ropa. Todo lo que tiene que hacer es dejarlo ir vestido como está después de haberle informado de las posibles consecuencias. Es su cuerpo, y él decide. Si el padre insiste en que se va a resfriar, el niño pensará en la enfermedad e inevitablemente pillará un resfriado o una gripe.

Sin embargo, si el padre acepta la plena responsabilidad diciéndole: «Si crees que no tienes frío, bien. Pero si tienes frío, vuelve rápido y vístete», entonces el niño cambiará completamente su actitud. Si se queda fuera por decisión propia, no enfermará porque no pensará en enfermarse en absoluto. En el momento en que empiece a sentir frío, volverá para pedir una prenda de abrigo. ¡Cuántas veces el niño hace lo contrario de lo que necesita, sólo para desafiar a sus padres!

Al mismo tiempo, ¿cuántos padres se quejan de que han fracasado. ¿Por qué? Porque sus hijos han tomado una dirección diferente a la que querían para ellos, por ejemplo, para ir a la universidad. O sus hijos se metieron en las drogas o se convirtieron en ladrones y terminaron en la cárcel. Estos padres tienen todas las razones del mundo para ser infelices. ¿Por qué deberían ser infelices? Porque están asumiendo la responsabilidad de las decisiones de otra persona. Son infelices y experimentan emociones porque están actuando en contra de las grandes leyes naturales, en contra del orden de las cosas.

Por desgracia, este tipo de actitud continúa durante toda nuestra vida adulta. Seguimos depositando grandes expectativas en nuestros hijos, creyendo que somos responsables de ellos. Creemos que debemos olvidarnos de nosotros mismos por un tiempo si son infelices, y hacer todo por ellos. Estamos convencidos de que son felices gracias a nosotros. Esta actitud sólo consigue aumentar, inflar nuestro ego. Nos impide estar en nuestro corazón, seguir las grandes leyes del amor así como las de la responsabilidad.

Cuando actuamos contra estas leyes, provocamos reacciones manifestadas a través de emociones, miedos o culpabilidad, entre otras, que producen una gran cantidad de molestias y enfermedades. Se han establecido leyes para gestionar la Tierra: las leyes físicas, cósmicas, psíquicas y espirituales. Si una persona decide beber un vaso de veneno que según él o ella tiene la apariencia de un simple vaso de agua, inevitablemente tendrá una reacción violenta en su cuerpo porque habrá infringido la ley física.

La gran ley de la responsabilidad forma parte de la ley de amor y de la inteligencia. Esta gran ley espiritual toca el alma en lo más profundo de su ser. Cada individuo en la Tierra es responsable de sí mismo, de lo que ES, de lo que HACE y de lo que TIENE.

Sentirse y creerse responsable de la felicidad o infelicidad de los demás siempre conlleva una consecuencia, un sentimiento de culpabilidad. Si te reconoces en estas líneas, si eres una persona hipersensible que se cree responsable de todo lo que le ocurre a los demás, especialmente a los que están cerca de ti, sabrás lo incómodo e infeliz que te hace este estado. Además, al hacerlo, sólo consigues crear expectativas de los demás. Cuando te desvías de tu camino por los otros, esperas que se comporten así contigo. Si deciden hacer lo contrario, experimentaremos frustración, una gran decepción y mucha ira.

Los padres que has elegido tienen algo que enseñarte. Y mientras no aceptes esta noción, abres la puerta a un montón de situaciones desagradables. Si tienes hijos, es porque los has elegido, conscientemente o no, pero no para dirigir sus vidas por ellos, sino para guiarlos –sin tratar de controlarlos– y aprender a través de ellos. Cada encuentro y cada situación está en tu camino para aportarte algo: te permiten evolucionar. Por eso, si eres padre o madre, es muy importante que enseñes a tus hijos que son responsables de sus decisiones, y debes hacerlo lo antes posible.

Si tu hijo te dice que va a dejar de estudiar porque no quiere o no le gusta lo que aprende en la escuela, te sugiero que le digas: «Bueno, ¿sabes lo que puede pasar si se abandona la escuela? ¿Has pensado en todas las posibles consecuencias? Por ejemplo, ¿estás dispuesto a aceptar que sin un diploma probablemente tendrás que trabajar donde puedas y no necesariamente donde quieras? ¿Quieres eso? ¿Estás preparado para afrontarlo?».

Si dicen que sí y es realmente su elección personal, lo mejor es dejar que lo haga y permitirle tener sus propias experiencias. Si no, hará todo lo posible para hacerte reaccionar. Los padres pueden guiar o aconsejar a sus hijos, pero deben dejarles decidir si siguen o no sus consejos.

Si eres padre o madre con hijos pequeños, o piensas serlo, probablemente te preocupe esta noción de responsabilidad, que consiste en que cada uno sea responsable de sí mismo. Puedes tener la tentación de responder con algo como esto: «Esta noción de responsabilidad está muy bien, pero no puedo dejar a mis hijos a su suerte, soy responsable de ellos. Es más, soy yo quien sufrirá las consecuencias si mi hijo no consigue un trabajo, por ejemplo. Sin dinero, ¡no hay manera de que lo deje que se vaya!».

Sin embargo, tu única responsabilidad como padre es amarlos y guiarlos. Piensa en cuando eras más joven. Probablemente no tenías todos los juguetes que querías, todas las cosas que querías. Sin embargo, saber que tus padres te amaban profundamente y que vivías en un ambiente de amor, ¿no era eso lo más importante para ti?

Todo lo que cualquier persona quiere en la Tierra es experimentar el amor. Esto es lo que todo el mundo anhela en su corazón, aunque no siempre sea consciente de ello. En el próximo capítulo definiré lo que es el verdadero amor. Tomar la decisión de tener un hijo implica necesariamente un compromiso, al igual que lo es convivir con otra persona.

No hay ninguna persona que haya venido a la Tierra con un plan de vida que lo haga responsable de la felicidad o infelicidad de otro individuo. No eres responsable de la felicidad o infelicidad de tu padre, de tu madre o de tus hijos, ni de tu pareja, tus amigos o tu entorno, etc.

A cambio, sí eres responsable de la actitud que la gente manifiesta hacia ti. Sorprendente, ¿verdad? Eres tú quien atrae el hecho de que alguien sea amable, violento, crítico o cariñoso contigo. Inconscientemente, los atraes según lo que crees. Los demás actúan contigo de la misma manera que tú lo haces contigo. ¿Eres consciente de esto?

Tomemos como ejemplo a una persona que critica constantemente cuando está delante de ti. Nunca nada es de su agrado y, digas lo que digas, nunca parece estar de acuerdo. Si la juzgas por ser una persona crítica, ella te juzgará y criticará a su vez, porque eso es lo que has decidido sobre ella. Ella está en tu vida para que te des cuenta de lo crítico que eres contigo mismo. Por otro lado, otra persona puede quererla mucho y ver en ella sólo franqueza y honestidad. La misma persona que te critica se volverá muy amable con la otra persona que la ve de forma diferente. No escatimará su opinión, pero su juicio será mucho menos crítico.

Tus vibraciones hacen que la gente tome contigo una actitud en lugar de otra. Se convierten en tus guías para ayudarte a tomar conciencia de lo que ocurre en tu interior. **La ley del retorno también forma parte de la noción de responsabilidad**.

Sentirás que al cambiar tu forma de pensar, la gente que te rodea habrá cambiado. Pero la gente sigue siendo la misma. Más bien, al cambiar tu forma de pensar, eres capaz de hacer emerger un lado diferente de ellos.

Ya ves hasta dónde llega la noción de responsabilidad. Por eso hay que ser consciente de lo que uno es, dice y hace. Empieza ahora a poner en práctica este concepto en tu vida.

En resumen, una persona responsable es aquella que es consciente de que está creando constantemente su vida en función de sus elecciones, decisiones, acciones y reacciones. También sabe que los demás son igualmente responsables de sus elecciones, decisiones, acciones y reacciones.

¿Cómo sabes si eres una persona responsable? Asumiendo las consecuencias de tus actos y, sobre todo, dejando que los demás asuman las consecuencias de los suyos.

La mayoría de la gente que se sienten responsables de la felicidad de los demás tienen dificultades para distinguir entre responsabilidad y compromiso. Creen que están comprometidos cuando no lo están. La responsabilidad está en el nivel del SER, mientras que el compromiso está en el nivel del HACER y del TENER. Uno no puede comprometerse a «ser» algo, ya que esto requeriría demasiado control.

¿Qué es **un compromiso**? Es el acto de comprometerse con alguien mediante una promesa o contrato, verbal o escrito, del mismo modo que un empleado se compromete con un jefe a trabajar a partir de tal o cual hora, a realizar tal o cual función y a recibir a cambio tal o cual salario. Esto es un compromiso.

Los hijos para los padres son un compromiso, no una responsabilidad. Cuando uno decide tener hijos, adquiere el compromiso como padre de mantenerlos hasta que sean capaces de ganarse la vida por sí mismos, es decir, hasta la edad adulta prescrita por la ley de cada país. Tener un hogar, comida y ropa forma parte del compromiso.

Esto no significa darles todo lo que quieren. Nos comprometemos a proporcionarles al menos lo necesario. Si un padre quiere dar más, debe hacerlo por elección, no porque se sienta obligado. Los extras no forman parte del compromiso. Lo mismo ocurre con el empleado que se compromete a hacer algo por su jefe. Si quiere hacer más, bien, pero eso también es su elección. Lo importante es mantener el compromiso básico.

Los padres nunca pueden prometer que su hijo SERÁ feliz, amable, educado o siempre sano. Esto es responsabilidad del niño.

Cuando se adquiere un compromiso, es importante cumplirlo en la medida de lo posible: recuerda que se recoge lo que se siembra. Si no cumples tus compromisos con los demás, sólo puedes esperar cosechar lo mismo.

No puedes desentenderte de tu responsabilidad porque es tuya, es innata en ti. No obstante, puedes desvincularte de un compromiso previamente establecido teniendo en cuenta las posibles consecuencias que esta decisión puede acarrear. Muchas personas se desentienden continuamente, mientras que otras se olvidan, sin preocuparse demasiado por las consecuencias. Si haces eso a menudo, causarás muchos inconvenientes o problemas en tus relaciones con los demás.

Así que antes de tomar una decisión, detente un momento y pregúntate: «¿Cuánto me costará en términos de mis relaciones, mi salud, mi felicidad, mis afectos, etc.?». Si la situación no es grave, o si te cuesta muy poco, y sobre todo si estás preparado para afrontar las consecuencias, sólo habrá que pagar un pequeño precio.

Puede ocurrir que te hayas comprometido a quedar con alguien para una salida o un trabajo cualquiera, pero mientras tanto ha surgido otra cosa más importante para ti. ¿Eres el tipo de persona que no se atreve a romper un compromiso por miedo a herir los sentimientos de la gente, al qué dirán, a ser criticado o juzgado? Una vez más te enfrentas a hacer cosas que no te gustan. A menudo nos comprometemos demasiado rápido, sin pensar, y luego nos arrepentimos. Si éste es tu caso, no dudes en romper compromisos.

Llamar por teléfono a alguien para decirle que has cambiado de opinión no es tan difícil. Sé honesto y sincero con la otra persona: «Sé que dije que lo haría, pero ¿podemos dejarlo para otro momento? Dije que sí demasiado rápido». En realidad, ni siquiera tienes que dar un montón de explicaciones para justificarte.

Así ocurre contigo mismo. Por ejemplo, decides un buen día que a partir de ahora vas a hacer ejercicio todos los días. Has adquirido un compromiso contigo mismo. Te has hecho una promesa a ti mismo. Todo va bien durante los primeros días, pero poco a poco empiezas a aflojar tu compromiso. No tienes tiempo, te cuesta demasiado esfuerzo, te olvidas... Finalmente, ocurre lo inevitable: te rindes. Te sientes culpable e insatisfecho. Te culpas por empezar siempre algo y no ser capaz de terminarlo. Te comparas con los demás. Entonces te preguntas si alguna vez serás capaz de cambiar, de mejorar.

Para no sentirte aún peor contigo mismo, sería mejor que te dijeras: «De acuerdo. Me comprometí; me prometí que haría ejercicio, pero cambié de opinión por el momento. Me comprometí demasiado rápido. Ahora mismo no tengo tiempo, pero ya me pondré con ello más adelante». Así, al desconectarte de ti mismo, evitas la posibilidad de sentirte culpable. De hecho, nada te impide asumir otro compromiso más flexible, como hacer ejercicio tres o cuatro veces a la semana en lugar de todos los días. Pero ¡cuidado! Si siempre te gusta romper los compromisos, recuerda que recogerás lo que siembres. Con el tiempo, los demás también romperán los compromisos que tengan contigo. ¿Estás dispuesto a pagar el precio?

Cuando decides vivir con alguien, es importante que sepas comprometerte. Si piensas vivir con dos, tres o más personas bajo el mismo techo, es conveniente que os comprometáis juntos a determinar cómo vivir esta vida en común de forma armoniosa y justa. ¿Quién hará qué?

Por ejemplo, es fácil imaginar a la joven pareja que han decidido vivir juntos o casarse. Todo va bien hasta que te das cuenta de que no se ha designado a nadie para ir a la compra, limpiar el baño, lavar los platos, sacar la basura, hacer las tareas domésticas, gestionar el presupuesto, etc. Cuando se convive, es importante ser capaz de asumir compromisos. En casa, al igual que en el trabajo, cada uno tiene que hacer sus propias tareas. Por lo tanto, si tres personas trabajan juntas para ensuciar la casa, esas mismas tres personas deberán ponerse de acuerdo para limpiarla juntas.

Sugiero reunir en torno a una mesa a todos los miembros implicados y enumerar por escrito las tareas que hay que realizar en la casa. Si un día no puedes cumplir tu compromiso, es buena idea planificar quién lo hará por ti para conseguir un sustituto o para intercambiar tareas. Es una excelente manera de mejorar las relaciones de convivencia: saber comprometerse, saber romper compromisos, así como prever las consecuencias si alguien no respeta su compromiso. Lo mismo ocurre con una pareja que tenga uno o más hijos. ¿Quién hace qué para su educación y desarrollo?

La gran ventaja de tener compromisos claros y precisos es que te da una dirección para el futuro en todos los ámbitos. Sobre todo, saber comprometerse evita crear expectativas innecesarias y muchas emociones desagradables.

EJERCICIOS PARA ASIMILAR ESTE CAPÍTULO

1) Encuentra una situación en tu vida actual en la que creas que otra persona es responsable de lo que te ocurre. Piensa en tu responsabilidad y, si procede, intenta ponerte en contacto con esa persona para aclarar la situación.

2) Busca una segunda situación en la que creas que eres responsable de otra persona. Acepta que la otra persona es responsable de su vida, sus elecciones, sus decisiones y sus reacciones. De nuevo, aclara la situación con la persona afectada.

3) Ahora escribe al menos cinco compromisos que hayas adquirido en los últimos meses. ¿Eres capaz de cumplir todos tus compromisos? ¿Eres capaz de retirarte de ellos a veces? Pronto descubrirás que hay muchas cosas que te obligas a hacer por los demás cuando no querías hacerlo. De nuevo, aclara cada situación con la persona afectada.

4) Ésta es la afirmación que te sugiero que repitas tantas veces como sea posible antes de que leas el siguiente capítulo:

SOY EL ÚNICO RESPONSABLE DE MI VIDA Y, EN CONSECUENCIA, TAMBIÉN DEJO QUE MIS SERES QUERIDOS SEAN RESPONSABLES DE SUS VIDAS.

Capítulo 4

AMOR Y POSESIÓN

¡AMOR! ¡Qué hermosa palabra! Se podría seguir hablando de esto hasta la saciedad. Durante más de cuarenta y cinco años he trabajado con miles de personas y la mayoría de ellas estaban convencidas de que sabían amar. Algunos de ellos incluso se lamentaban de que los demás no supieran amar tan bien como ellos.

¿Qué te parece esta afirmación? ¿Crees que amas de la manera correcta? ¿Amas a tus hijos? ¿Tu pareja? ¿Tus padres? ¿Tu familia? ¿Tus amigos? Seguro que respondes afirmativamente a todas las afirmaciones. Sin embargo, ¿no hay una cierta insatisfacción que emana de ti? ¿No te sentirías tentado de decir: «Sí, los quiero, pero… me parece que mis relaciones no son a menudo lo que me gustaría que fueran. Me gustaría poder cambiar algunas cosas, pero ¿qué y cómo?».

De hecho, esto es lo que dice la mayoría de la gente. Empiezan a darse cuenta de que esta insatisfacción ha existido durante demasiado tiempo y sienten que debe haber algo mejor en otra parte. **La gran ley del amor es la ley natural y espiritual más importante que puede existir en la Tierra para ser feliz. Realiza cosas extraordinarias, pero debes practicarla en tu vida de forma regular.**

Pero ¿qué es el AMOR, el verdadero y gran amor, es decir, el del corazón, el incondicional y total? En este capítulo, hablo principalmente del amor a los demás, porque es la forma ideal de tomar conciencia de cómo nos amamos a nosotros mismos. **Amamos a los demás de la misma manera y en el mismo grado en que nos amamos a nosotros mismos.**

Amar de verdad es, por lo tanto:

1) respetar el espacio propio y el del otro;

2) conceder a uno mismo y a los demás el derecho a ser humanos, es decir, a tener necesidades, creencias, heridas, límites, deseos, miedos, fortalezas y debilidades diferentes a las de los demás, sin juzgarlos, sin culpabilizarlos;
3) dirigir y guiar sin expectativas;
4) dar por el placer de dar, sin esperar nada;
5) aceptar, reconocer, aunque no se esté de acuerdo o aunque no se comprenda mentalmente.

A partir de ahora, tendrás la nueva tarea en tu vida de aprender a amar con el corazón. La especialidad de cada uno de nosotros ha sido amar con la cabeza. Seguro que te has dado cuenta, porque la mayor parte del mundo lo ha hecho. Pensamos que amar es intentar convencer a la otra persona de lo que «debe» hacer para ser feliz. Intentamos cambiar a la otra persona para que no cometa los mismos errores que nosotros. Pensamos que si cambian su forma de ser, actuar, pensar o hablar, su vida mejorará. Pero ten cuidado, porque lo que ocurre en la vida de los demás no es asunto tuyo. **Recuerda: estás aquí en la Tierra para tu propia evolución, no para la de los demás**.

Analizamos y juzgamos constantemente el comportamiento de los demás porque constantemente tenemos expectativas sobre ellos. Todo esto es realmente amor posesivo, amor demostrado con la cabeza. Repito que el verdadero amor –con el corazón– es dar o guiar sin tener expectativas. ¡Cuántas veces hemos dejado de amar! En consecuencia, ¡cuántas veces nos hemos preguntado qué es lo que falla en nuestras vidas!

Un hombre me contó una vez que su mujer le había dicho que pensaba montar un huerto en el jardín. El diálogo se desarrolló de la siguiente manera:

—Cariño, quiero empezar un huerto. Tendremos buenas verduras frescas. Siento que me va a venir bien ocuparme de este proyecto.

—¡No tiene sentido! Trabajas demasiado; a menudo llegas tarde por la noche. Nunca tendrás tiempo para ocuparte de ello. Y te quejas de que los fines de semana son siempre demasiado cortos para hacer todo.

—Pero realmente quiero tener mi propio huerto. Si no tengo tiempo para ocuparme de ello, siempre puedo pedirle a nuestro hijo que lo haga.

—Sin embargo, conoces bien a nuestro hijo mayor. Cuando lo necesitamos, rara vez está ahí. ¿Qué vas a hacer entonces? Verás, no tienes tiempo. Sólo será más trabajo para ti, y además, si no lo consigues, me sentiré obligado a ocuparme yo de ello y no quiero hacerlo.

Tras muchas discusiones, la esposa finalmente sucumbe y decide abandonar el huerto. A lo largo de la noche, el hombre se siente inquieto, insatisfecho. Su mujer está en la esquina, paralizada frente al televisor, en silencio. Sabe que ella no está contenta de haberse dejado influir para cambiar de opinión.

Se sirve una cerveza y busca algo para picar. No sabe que está siendo influenciado por sus emociones, incluida la culpa. Se culpa a sí mismo por no animar a su mujer o por no permitirle tener su experiencia.

No hay duda de que si ha actuado así es porque la quiere, pero no de la manera correcta. Podemos deducir que al tratar de evitarle a ella una sobrecarga de trabajo, su motivación es buena, pero no respeta su elección. **A esto se le llama amar con la cabeza**. Si la hubiera amado con el corazón, le habría dicho: «Si eso es lo que te hace feliz, cariño, haz tu huerto». Entonces le habría contado sus temores. Y si realmente no tenía tiempo para cuidarlo, ¿qué diferencia habría en su vida si el huerto se abandonaba al cabo de unas semanas?

Amar incondicionalmente significa aceptar los deseos de los demás, aunque no los entiendas o no estés de acuerdo. Es muy posible que esta mujer se las haya arreglado para llegar a casa temprano simplemente para ir a disfrutar de su huerto y ver crecer sus verduras. En el caso de que se hubiera descuidado por no obtener los resultados esperados o por falta de tiempo, al menos habría tenido la satisfacción de hacer lo que quería durante un tiempo.

Podría dar miles de ejemplos como éste. Amar es respetar el espacio de la otra persona. Siempre que intentas dirigir a una persona, cambiar o controlar sus actitudes, acciones, palabras y pensamientos, o incluso sus reacciones, invades su espacio. Cuando te encuentras en el espacio de la otra persona, inevitablemente pierdes el tuyo, así como el de la otra persona. Como el espacio de los dos se entrelaza, cada uno vive agobiado por la energía del otro.

Todo lo que existe en la Tierra necesita su propio espacio para crecer y evolucionar. Si se intentaran cultivar cinco o seis árboles en el mismo lugar, en el mismo espacio, no funcionaría, ¿verdad? En este sentido, lo mismo ocurre con los seres humanos. El espacio vital es, en efecto, de suma importancia.

Cuanto más nos amamos a nosotros mismos, más espacio necesitamos, porque empezamos a reconocer y hacer valer nuestras verdaderas necesidades. Como resultado, dejamos más espacio para los demás.

¿Te has dado cuenta de que los niños necesitan mucho espacio? Apenas tienen tres años y ya quieren hacer muchas cosas por sí mismos. Son los adultos quienes se lo impiden, siempre en nombre del amor. Los niños son capaces de amar de forma innata. Los de la nueva generación, queriendo ser almas más evolucionadas, saben ser más asertivos en sus demandas. Les enseñamos la posesión y tratamos de obligarles a olvidar lo que saben intuitivamente. Haríamos bien en observarlos y escucharlos más, porque a menudo son muy buenos maestros.

¿Empiezas a entender ahora lo que significa realmente la palabra **amor**? Al mismo tiempo, hay que saber la diferencia entre aceptar y estar de acuerdo:

1) **Aceptar es observar, reconocer lo que es, lo que se presenta, sin juzgar los valores que se presentan.**
2) **Estar de acuerdo es simplemente tener la misma opinión.**

Amar de verdad es, por lo tanto, ser capaz de acoger, de aceptar, aunque no haya acuerdo, ya sea con uno mismo o con los demás. Esto es lo más difícil para la mayoría de nosotros. De hecho, es nuestro ego el que constantemente nos impide adherirnos a esta noción. Tenemos que remitirnos a lo almacenado en nuestra memoria para ponernos de acuerdo, por lo que es una actividad mental, mientras que estar de acuerdo es una actividad espiritual.

Pongamos el ejemplo de un padre que ve a su hijo adolescente luchar contra las drogas: «Es inimaginable que pueda aceptar que mi hijo se drogue, es malo para él. No estoy de acuerdo, no tiene sentido». Nos gustaría que todo el mundo fuera feliz, pero según nuestra propia noción de la felicidad. Aunque tengamos una buena motivación, pedimos lo imposible. Pero si el hijo siente la necesidad de drogarse, es porque tiene una experiencia que vivir. No corresponde a los padres ni a nadie de la sociedad decirle lo que tiene que hacer, juzgarle, criticarle o intentar controlar su vida. Esa responsabilidad es suya. Es él quien decide cuándo tendrá suficiente. Con toda probabilidad, dejará de hacerlo cuando considere que su aprendizaje es completo, y sólo él tendrá que sufrir las consecuencias de su elección.

Para este adolescente, lo peligroso es que está rodeado de personas que no dejan de recriminarle lo que hace, o que incluso hacen que se sienta culpable, y que por lo tanto quieren evitar que actúe así. Con esta actitud no harán más que aumentar sus deseos y el chico seguirá actuando así, como una forma de venganza y de desafío hacia la autoridad.

La prueba más hermosa de amor de un padre sería admitirlo: «Personalmente, no estoy de acuerdo con tu comportamiento. De hecho, ambos conocemos los peligros de las drogas. Pero es tu vida, tu responsabilidad; si realmente es tu elección, no puedo hacer nada al respecto ni puedo detenerte. Aunque es importante que sepas que inevitablemente habrá efectos y que tendrás que aceptarlos y responsabilizarte de ellos. ¿Has pensado también en las consecuencias?». El padre puede incluso ofrecerse a ayudarle a escribir todas las posibles consecuencias y preguntarle al adolescente cómo cree que puede manejarlas. Esta actitud hará que el joven respete más a sus padres, porque se sentirá respetado. **Dar espacio a los demás significa respetarlos en sus opciones de vida, pero sobre todo respetarlos en su forma de ser.**

Es importante distinguir entre los términos **ser**, **tener** y **hacer**. «Amar» significa dejar que los demás «sean» lo que son, no darles todo lo que «tienen» ni dejar que «hagan» lo que quieran. Esta última noción **sólo se aplica cuando están en tu espacio**. Si los niños deciden llevar el pelo largo, dejar de estudiar o abandonar la escuela, comer o pensar de forma diferente, es su elección. Forma parte de su espacio.

En general, cuando una persona decide tomar una determinada opción, cree que es la mejor para ella. Por eso es importante aceptar la decisión. Si alguien cercano a ti te dice: «Quiero hacer esto o aquello» y no te gusta su decisión, no tienes que intentar hacerle cambiar de opinión. En su lugar, di: «Si crees que esto es lo que te hará feliz, hazlo. Te quiero como eres y lo que me importa es verte feliz. Pero ¿estás seguro de que sabes lo que quieres hacer? ¿Has pensado en las consecuencias y en si puedes soportarlas? Si es así, eso es lo único que importa».

Si eso es lo que te hace feliz, es lo único que importa. ¿Te imaginas la diferencia que supondría esta frase en una relación? ¿Recuerdas haber oído este tipo de comentarios cuando eras joven? ¿Te hubiera gustado que te hablaran así? En realidad, creo que sé la respuesta.

Tomemos el ejemplo de un cónyuge que dice algo que no tiene sentido a su pareja, principalmente para hacer que reaccione. Si dice: «¿Sabes qué? Si esto es lo que realmente quieres hacer y crees que te hará feliz, entonces adelante, hazlo». Te aseguro que esta frase dará que pensar y es muy probable que la persona vuelva unos momentos después y diga: «¿Sabes?, he cambiado de opinión, no es realmente lo que quiero hacer ahora». Ése es uno de los grandes poderes del amor.

Es muy importante entender el concepto de espacio que he mencionado antes. Algunas personas dependen tanto de los demás para ser felices que se encuentran con demasiada frecuencia en el espacio que no les corresponde. Si éste es tu caso y te sientes invadido o asfixiado por ciertas personas, depende de ti hacer algo al respecto. Tienes que ser más asertivo para que no se invada tu espacio. Recuerda que tú tienes el poder de gestionar tu espacio. Debes reafirmarte para evitar que los demás invadan tu espacio.

Tomemos el ejemplo de alguien que te hace la siguiente petición: «Me gustaría mucho que pudieras ir al cine conmigo esta noche». Ya habías planeado tu noche. Al mismo tiempo, no debes sentirte obligado a cumplir su petición. Lo mejor que se le puede decir es esto: «Lo siento, pero ya había planeado otra cosa». No eres responsable de la felicidad o la reacción de la otra persona ni tienes que justificar tus actividades. Si después de pensarlo sigues queriendo ir al cine, y sabes que la otra persona lo disfrutaría, entonces cambia tus planes y ve. Así no se crean expectativas. La mayoría de las personas que hacen cosas sólo para complacer a los demás suelen esperar que se las devuelvan, lo que genera muchas decepciones y malentendidos.

He aquí un ejemplo de un cónyuge que llama a su mujer al final de la jornada laboral: «Cariño, estoy en plena forma; he tenido un gran día de trabajo y he decidido sacarte a pasear». Prepárate, te recogeré y te llevaré a un buen restaurante. La noche va bien. Llega incluso a ofrecerle lo mejor para complacerla. Sin embargo, la mujer no se había preguntado antes si eso era lo que realmente quería hacer con su noche. Ella fue allí para complacerlo. Al final de la noche, en muchos casos, el hombre espera tener sexo a cambio. Pero ella no quiere, y está en su derecho. Decepcionados, toman caminos distintos. ¿Te das cuenta de lo que está en juego? Las expectativas suelen llevar a la decepción.

Ésta es la versión de amar desde el corazón: «Cariño, quiero hacerte feliz esta noche, ¿se te ocurre algo que te haga feliz?». Podría haber elegido una velada tranquila con su pareja, acompañada de ternura y caricias. O, si la pareja realmente quiere celebrarlo, sería mejor sugerir: «Cariño, quiero celebrarlo esta noche y me gustaría que fuéramos juntos a algún sitio. ¿Te gustaría venir conmigo?». Así, ella podría pensarlo y decidir si se va o no con él, y él no tendría que esperar. Ya ves que con más claridad se pueden evitar muchos malentendidos. Este ejemplo muestra la diferencia entre compartir nuestro deseo con la otra persona e imponérselo.

Ésta es la razón por la cual surgen tantos problemas en las relaciones de pareja, entre padres e hijos, entre amigos, etc. Nada está claro y la comunicación sigue siendo nula. Todo es posesión y manipulación. **Acepta la idea de que no hay nadie en el mundo que sea responsable de la felicidad de otro. Cuando alguien quiera complacerte o si tú quieres complacer a alguien, piensa que es la guinda de TU pastel.** Contribuye a TU felicidad, no a la de la otra persona. Primero tienes que hornear tu propio pastel. En resumen, tus esfuerzos no tendrán éxito si mezclas la guinda con el pastel. **Es muy importante recordar que nadie tiene el poder ni la obligación de hacerte feliz.**

¿Hay muchos aspectos de tu pareja que no te gustan y que te gustaría cambiar? La que elegiste –porque tú la elegiste– tiene algo importante que enseñarte. Si la dejas sin haber completado tu relación, es decir, negándote a aceptar lo que tuviste que aprender con ella, seguramente tendrás que volver a pasar por los mismos pasos con otra. ¿Quién sabe? Probablemente será más difícil, teniendo en cuenta que sigue guiándote tu ego en lugar de tu corazón.

Sería mucho más sabio aprender a amar a esa persona tal y como es, y aceptar su elección de «ser». Sin embargo, es posible que después de aceptarse mutuamente y reconocer su responsabilidad, una pareja decida separarse. Se dan cuenta de que han entendido lo que tienen que aprender juntos. Por lo tanto, esta separación se hace en armonía y se convierte en una separación en el amor. Incluso siguen siendo amigos después.

Cuando una pareja se separa por un desacuerdo porque no puede aceptarse o soportarse mutuamente, esta separación es sólo una huida. Tendrán que ocuparse de ello más adelante. **No se puede huir de una situación en la vida para siempre. Mientras uno se descuide de vivir una situación en el amor, ¡se repetirá una y otra vez!**

Éste es un ejemplo de un hombre que cree que da por amor, es decir, con el corazón, pero su comportamiento demuestra que, en cambio, da con la cabeza y, al hacerlo, está creando expectativas.

Es el cumpleaños de un amigo muy querido por él. El hombre va a mil y una tiendas para comprarle algo que siempre quiso para él. Lo compra, decidiendo de antemano que sin duda complacerá a su amigo. Cuando llega el día, le da su regalo. Éste no reacciona como esperaba. Está decepcionado y frustrado, ya que ha gastado mucha energía, tiempo y dinero en intentar complacerle. Éstas son las consecuencias de amar con la cabeza y tener también expectativas.

Si de verdad quieres complacer a alguien que celebra su cumpleaños, pregúntale qué es lo que realmente quiere: «Quiero hacerte un regalo, ¿qué es lo que más te gustaría?; tengo un presupuesto de tal o cual cantidad». Aunque no tengas mucho dinero, recuerda que lo que cuenta es la intención. Puedes pedirle a la persona que te dé algunas ideas o sugerencias. De este modo, no tendrás ninguna expectativa o decepción.

Por otro lado, la persona puede preferir no recibir ningún regalo: «No quiero ningún regalo; no me compres nada, tengo todo lo que necesito; tu presencia será suficiente». Tú, en cambio, tienes que respetar su elección: «Bien, si es lo que realmente quieres. Todo lo que quiero es que seas feliz. Si no quieres un regalo, no te lo daré».

Si, en el fondo, esta persona seguía queriendo un regalo pero no podía hacerse valer porque se sentía incómoda, hay muchas razones para creer que cuando se dé cuenta de que le has tomado la palabra respetando su petición, aprenderá a hacerse valer, a responder a sus necesidades cuando vuelva a surgir el mismo tipo de situación.

Por otro lado, si quieres sorprender a alguien y le compras algo que crees que le hará feliz, date cuenta de que en primer lugar te estás complaciendo a ti mismo. Sé sincero contigo mismo, quieres experimentar el placer de dar una sorpresa. Reconóceselo a la otra persona: «Me he enamorado de algo que creo que te va a gustar, aunque no estoy seguro. Pero no pasa nada, porque he guardado el recibo y puedes cambiarlo por otra cosa si lo prefieres. De todos modos, me he divertido preparando esta sorpresa». La situación se está aclarando sin expectativas ni decepciones.

Cuando alguien comparte un proyecto contigo, sólo tienes que escucharle, acoger su entusiasmo y aceptar la situación que te presenta, sobre todo si no te pide tu opinión. Si ves que no insiste en conocerla pero tú estás deseando dársela, lo mejor es que le preguntes: «¿Quieres que te dé mi opinión sobre lo que has decidido hacer?, creo que tengo una buena idea que podría ayudarte». Si la persona se niega, no insistas, porque estaría hablando tu ego y no tu corazón. Al fin y al cabo, es su vida y aprenderá de esta experiencia.

El único momento en que te concierne es cuando la elección de la otra persona toca tu espacio. Si eres padre y tu hijo decide divertirse invitando a sus amigos a las dos de la mañana a tocar música a todo volumen, ése es tu espacio. Tienes derecho a hacerte valer y decir: «No, lo siento, pero a esa hora estoy durmiendo. La casa es de todos y tenemos que respetarnos». De todos modos, siempre puede escuchar su música mientras tú estás fuera.

Por otro lado, si él decide llegar a casa a una hora tardía cuando tú preferirías que llegara antes, te crearás expectativas innecesarias, porque no es asunto tuyo. Es su cuerpo, es su vida. Si está cansado a la mañana siguiente, sólo él sufrirá las consecuencias.

Cuando quieras cambiar o dirigir a alguien, pregúntate siempre primero a ti mismo: «Si esta persona cambiara, ¿qué diferencia habría en mi vida, en mi "ser"? ¿Qué diferencia habría en mi vida si mi hijo se quedara despierto hasta tarde y estuviera cansado al día siguiente?» No habría ninguna diferencia. Tu vida continúa. Continuaría con sus actividades habituales, sobre todo porque no afectaría a tu espacio. Si quieres saber qué debes aprender de alguien al que quieres cambiar, pregúntate: **«¿Qué temo para mí si la otra persona no cambia?»**. A través del comportamiento de la otra persona, acabas de descubrir uno de tus miedos.

¿Por qué tenemos que complicarnos la vida porque alguien lleve el pelo corto o largo, se vista de forma inusual o tenga un concepto de la felicidad diferente al nuestro? Estamos tan preocupados por los asuntos de los demás que no nos queda tiempo ni energía para nosotros mismos.

Tus relaciones serán mucho más sencillas y fluidas cuando hayas aprendido personalmente a quererte a ti mismo. No sólo hay que aceptar a los demás tal y como son, sino que también hay que aceptarse como se es, aunque no estés de acuerdo con lo que eres en ese momento y te cause problemas o molestias. Cuando te hayas dado cuenta de que tu actitud actual te está causando problemas y de que estás pagando constantemente el precio, decidirás tu nueva forma de ser.

Pero antes de nada, recuerda que tienes que aceptar lo que no te gusta de ti mismo para poder convertirte finalmente en lo que siempre has querido. Mientras no te aceptes a ti mismo y hagas todo lo posible por cambiarte, nada cambiará. **Sólo la aceptación de lo que no nos gusta de nosotros mismos tiene el poder de iniciar una transformación**. Tienes que pasar por experiencias, como todos nosotros. Las consecuencias son el resultado de tus decisiones y elecciones. Depende de ti tomar la decisión de aprender hoy.

Lo importante es quererse a sí mismo y a los demás, respetarse a sí mismo y a los demás. No dejes que nadie te haga sentir culpable. (Ten en cuenta que la culpabilidad se tratará en detalle en otro capítulo).

Ya que se recoge lo que se siembra, ¿por qué no sembrar amor para poder recogerlo a su vez? Siempre puedes decirme que te parece injusto tener que hacer todo el esfuerzo. Tal vez pienses que si los demás fueran más amables, más pacientes, más comprensivos y más agradables contigo, te resultaría más fácil cambiar de actitud. Esto significa que cuando otros decidan plantar zanahorias, ¡tú podrás comerlas! Tienes que decidir lo que quieres ahora, porque ¿qué esperas realmente obtener si no has sembrado nada? De hecho, es una de las mejores maneras de asegurarse de que se obtiene la cosecha que se desea. **Así que si quieres recibir amor, tendrás que sembrarlo primero antes de poder recibirlo. Es así de sencillo**.

El amor tiene un gran poder curativo. El amor vibra. Cuando te muestras lleno de amor, estas vibraciones emanan tan fuertemente de ti que la gente es capaz de sentirlas. Por eso se encuentran bien en tu presencia. En ese momento, se sienten diferentes. Notarás que todos a tu alrededor están cambiando, pero es sólo el resultado de tus vibraciones.

Dejar de intentar cambiar a los demás y dejar de intentar cambiarte a ti mismo se llama **soltar**. Cuando te hayas rendido a la sabiduría de tu Dios interior, cuando confíes plenamente en él, comenzará la transformación. Verás por ti mismo que el amor hace milagros.

Cuanto más practiques el amor, más conseguirás pequeñas victorias y más fácil te resultará hacerlo; esto hará que quieras continuar. Recuerda que cuando juzgas y criticas a alguien, implica que crees que «tú eres Dios y la otra persona no». Todo individuo, incluso el mayor criminal de esta Tierra, ha nacido para amar y ser amado.

NO HAY GENTE MALA EN LA VIDA: SÓLO HAY SUFRIDORES.

Al aceptar nuestro propio sufrimiento y el de los demás, es mucho más fácil aceptar situaciones que pueden parecer demasiado violentas o poco amables. Al percibir el sufrimiento en un criminal, lo aceptarás más fácilmente, aunque no estés de acuerdo con su comportamiento. Acepta que, por su parte, cosechará lo que ha sembrado. Cuando haya sufrido lo suficiente y comprenda las consecuencias de sus actos, podrá comenzar una transformación en su vida.

Cosecharás mucho amor al aprender a amar y al amarte a ti mismo. Es como aprender a nadar. Cuanto más te disciplines, cuanto más practiques, más posibilidades de éxito tendrás.

Llevo varios años trabajando con este concepto de amor y sigo siendo testigo de los milagros que ocurren cada semana. Es fantástico. En cuanto la gente empieza a aplicar este concepto en su vida, ya sea con su pareja, padres, hijos, familias, amigos, empleados o jefes, los resultados son extraordinarios.

El amor tiene el poder de provocar cambios sensacionales para todos.

Si tienes hijos, te recomiendo que les enseñes esta noción de amor desde una edad temprana, incluso desde el nacimiento y hasta en el embarazo. Por ejemplo, los padres pueden decirle a su bebé que le respetarán y que tendrá que decidir sobre su propia vida. Este niño se sentirá mucho más realizado. Después del nacimiento, la enseñanza continuará en él, revelando que todo lo que sucede en su vida es obra suya, que él ha atraído cada parte de ella.

¡Qué privilegio para un niño oír hablar de amor y responsabilidad desde el principio de su vida! Sin embargo, no hay nada más poderoso que aprender con el ejemplo. Si estás tranquilo y eres positivo, esto tendrá más peso que intentar enseñarles a serlo. Entonces se te ve como un modelo de conducta, un mentor, y sabemos que los jóvenes necesitan especialmente a personas que valoren y respeten.

EJERCICIOS PARA ASIMILAR ESTE CAPÍTULO

1) Busca una situación en la que tengas que hacerte la siguiente pregunta: «¿Qué me haría feliz en este momento?».

2) Hazte un favor, actúa en consecuencia y haz cosas que te hagan realmente feliz.

3) Ahora busca otra situación que implique a otra persona. Pregúntale: «¿Qué te haría feliz?». Cuando la persona te hable de un deseo, pregúntale qué le ayudará a «ser» lo que desea y acepta su elección de «ser» lo que quiere, aunque no lo entiendas o no estés de acuerdo. Pero si la persona te pide algo que implique un gasto material o de tiempo por tu parte, es mejor que especifiques cuánto estás dispuesto a gastar o cuánto tiempo puedes dedicar. En todo momento, debes respetar tus necesidades y tus límites. El verdadero amor empieza por uno mismo.

4) Cuando estés a solas con tus pensamientos, repite la siguiente afirmación hasta que te sientas preparado para el siguiente capítulo:

RESPETO Y ACEPTO LOS DESEOS Y OPINIONES
DE LOS DEMÁS, AUNQUE NO ESTÉ DE ACUERDO
O NO LO ENTIENDA. COMO RESULTADO,
RECIBO MÁS Y MÁS AMOR.

Capítulo 5

LA GRAN LEY DE CAUSA Y EFECTO

La ley de CAUSA Y EFECTO es la misma que la ley de ACCIÓN Y REACCIÓN, lo que significa que «se cosecha lo que se siembra». También se llama ley del «karma» o del «boomerang», porque todo lo que lanzas al universo o que sale de ti, vuelve a ti automáticamente y en la misma medida. Ésta es una gran ley que nunca debes ignorar y que puede cambiar tu vida por completo.

Nunca hay una causa sin un efecto, porque la causa conduce indudablemente a un efecto. Esta gran ley rige los mundos físico, psíquico, mental, cósmico y espiritual. Es inmutable.

Negarse a creer en ella es tan insensato como negar la existencia de la ley de la gravedad y tirarse de un edificio de sesenta pisos para convencerse de su existencia. O tomar un vaso de veneno y creer que el veneno no puede envenenar porque el líquido parece inofensivo.

La ley de causa y efecto es una ley irreversible. Es fácil reconocer que si siembras zanahorias, cosecharás zanahorias y no patatas. Lo mismo ocurre en tu vida. Todo lo que cosechas fue sembrado primero por tus pensamientos y creencias, conscientes e inconscientes.

Podría dar infinidad de ejemplos. ¿Puedes vivir en una casa de un millón de dólares ahora mismo? «No, eso no es para mí, eso es sólo para los ricos», dirás probablemente. Bueno, ¡ahí tienes! Basta con conseguir sólo lo que uno cree. Pero entonces, ¿cómo es que tanta gente vive en esas casas? Hay miles de millonarios y multimillonarios en este mundo. ¿Por qué ellos y no tú? Simplemente porque creen en ello.

¿Te gustaría dar la vuelta al mundo? «¡Oh, no! ¡No puedo hacer eso! No tengo ni tiempo ni dinero». Así que esto es lo que obtienes. Quedarte donde estás. No te mueves.

¿Cree que tienes una enfermedad hereditaria? ¿Sí? ¡Ah! Ya veo. No podías escaparte. Tienes una enfermedad cardíaca como el resto de tu familia. Si crees en este tipo de profecías, nunca cosecharás nada más porque has aceptado la idea de que esta enfermedad es hereditaria. Tanto si eres consciente como si no, los resultados son los mismos. ¿Sabías que se ha demostrado que hay muy pocas enfermedades hereditarias? La única que reconozco es la forma de pensar, transmitida de generación en generación.

«No puedo hacerlo. No soy capaz» ¡es la mejor manera de perderse el éxito!

La gran ley de causa y efecto existe para todos los seres del planeta. Ya seas pobre, rico, papa, mendigo, enfermo, hombre, mujer, niño, esta ley existe para todos nosotros. Cada vez que la incumples con tus pensamientos, palabras y acciones contrarias al amor y a tus necesidades, sufres las consecuencias.

Ser capaz de conocer el efecto que tendrá una causa es mostrar una gran sabiduría.

Si te pasas la vida holgazaneando y esperando que todo te venga del cielo, nunca cosecharás los mismos efectos que la persona que pone su energía y trabaja regularmente. Muchas personas se preocupan por envidiar a los demás, observando todo el éxito que les llega, y por ello se resignan a pensar y creer que nunca tendrán esa oportunidad. Creen que han nacido para un poco de felicidad, para una pequeña hogaza de pan, en lugar de aspirar a la mayor alegría de cosechar simplemente la vida que desean. Al perpetuar esas creencias, recogerán lo que sembraron, que no es mucho.

Si no cosechas suficiente amor en tu vida, ¿quién se ha olvidado de sembrar amor? Si te falta afecto, ¿quién se ha olvidado de sembrarlo? Por otra parte, dar muestras de afecto no se traducirá automáticamente en una cosecha fructífera. Todo depende de la intención y las expectativas. Estas expectativas provienen totalmente de nuestra cabeza, de nuestro ego. Me refiero al afecto «real» y al amor «real», el que sale del corazón, sin expectativas. No se puede cosechar nada del corazón de otra persona cuando se siembra con la cabeza.

Si quieres cambiar los efectos y las reacciones en tu vida, sólo tienes que cambiar la causa. Sea en el ámbito que sea, mira lo que cosechas –el efecto– y te darás cuenta de que la causa es lo que has sembrado.

Se puede comprobar la ley de causa y efecto mediante pequeñas pruebas sencillas; por ejemplo, si te acercas demasiado al fuego, es probable que te quemes. Si tocas un cubito de hielo con las manos desnudas, inevitablemente te congelarás los dedos. ¡Simple lógica!, dirás. Pero esta gran ley realmente no es más complicada.

Hagas lo que hagas, la reacción resulta ser de la misma fuente que la acción, igual que el efecto resulta ser idéntico a la causa, igual que la cosecha a la semilla. El ser humano suele complicarse la vida con demasiada sencillez. Duda, teme, se preocupa y se confunde, para volver al punto de partida. Y durante este viaje, ha experimentado muchas situaciones desagradables que podría haber evitado si primero hubiera mirado en el lugar correcto, es decir, DENTRO DE ÉL. La respuesta siempre está ahí.

Si ciertas situaciones desagradables se repiten con frecuencia en tu vida sin que puedas entender por qué, acepta la idea de que este cultivo ha sido sembrado por ti, muy probablemente desde tu infancia. Tal vez desde muy joven decidiste creer que tus problemas vienen de fuera y eso es lo que sigues haciendo. El resultado es que sólo consigues cosechar lo contrario de lo que quieres. Esta cosecha puede manifestarse en la violencia, la pobreza, la insatisfacción, la mala salud, la enfermedad, etc. Probablemente no tengas memoria de tu vida. Es posible que no recuerde estas decisiones, ya que casi siempre se toman de forma inconsciente.

Sin embargo, no es necesario retroceder tanto para tratar de entenderlo y ponerle freno. De hecho, ni siquiera es necesario tratar de entenderlo. **Cada uno de nosotros puede pasar la página del pasado y empezar una nueva vida hoy.** Si estás realmente motivado, puedes cambiar el efecto en tu vida cambiando la causa ahora mismo. Esta decisión es tuya. Si decides que a partir de ahora quieres cosechar amor, sólo tienes que empezar a sembrarlo a tu alrededor. Ama con tu corazón, sin expectativas.

Repito, no te preocupes por el pasado ni por las causas que se han puesto en marcha. No busques qué situación podría haber producido tal o cual efecto. Hoy tienes una nueva piel. Olvídate del pasado: sólo las experiencias que has tenido han contribuido a que te conviertas en la persona que eres. A partir de ahora, siembra lo que quieras cosechar.

Si quieres vivir en abundancia, empieza a pensar en términos de abundancia. Habla con la gente que vive en la abundancia. Si pretendieras ser rico y tener todo el dinero que quisieras, ¿qué harías ahora? ¿Irías a comer a un pequeño restaurante de tercera clase o en cambio irías a uno de mayor categoría? Probablemente responderás que no tienes el dinero y que si lo intentaras, no quedaría nada para el alquiler, por ejemplo. ¿Ves la causa que estás poniendo en marcha con estas palabras?

Acabas de decir que no tendrás dinero para pagar el alquiler y eso es lo que te va a pasar. Tienes que programarte a ti mismo de forma consistente, diciendo por ejemplo: «Soy próspero; tengo abundancia en todo; reconozco que viene de esta gran riqueza universal que está ahí para mí». De esta manera, llegarás a sentirlo desde lo más profundo de tu ser y creerás verdaderamente en ello, y finalmente harás que se manifieste. Es muy posible que aparezca de una manera totalmente inesperada para ti. El universo a menudo utiliza formas en las que nunca habrías pensado.

No es necesario llegar a los extremos. Empieza con pequeños logros, pero sabiendo exactamente lo que quieres conseguir. Ahora estás listo para pasar a la acción y ser capaz de conseguir la reacción que deseas. Recuerda: ACCIÓN Y REACCIÓN. Si te quedas en casa y sólo piensas o deseas lo que quieres, tus resultados serán muy lentos. Hay que poner toda la energía posible en ello y hacer que las cosas sucedan con una acción real.

Si quieres ropa nueva, deshazte de la que te estorba y finge que quieres hacer sitio para todo lo que has comprado. Visualiza tu nueva ropa ya colocada, siente la alegría de vestirte con ropa nueva. Sobre todo, decide que eres lo suficientemente importante como para permitirte una ropa que te siente mejor. Luego, poco a poco, empieza a conseguir lo que quieres.

Probablemente estés pensando: «Esto es demasiado bueno para ser verdad, sólo les pasa a otras personas; ¡es casi imposible que me pase a mí!». ¿Ves la causa que has puesto en marcha? Sé más consciente de cada uno de tus pensamientos y palabras. ¿Qué estás pensando al leer esto? ¿Te lo crees? ¿Estás preparado para vivir la experiencia o aún lo dudas? Si sigues dudando, nada cambiará en tu vida por el momento.

Si quieres estar rodeado de amigos y tener una vida activa, empieza por hacer algo al respecto. Acércate tú mismo a la gente, habla con personas en diferentes lugares, en cualquier sitio. Hazlo todos los días. Pondrás en marcha una nueva causa más rápidamente, y puede que tu nuevo amigo ni siquiera sea una de las personas con las que has hablado. Cada acción que realizas ayuda a aumentar la energía para conseguir lo que quieres. Ten la seguridad de que nadie vendrá a buscarte a casa. Eres tú quien debe decidir y dar el primer paso.

En resumen, visualiza lo que quieres tener y luego pasa a la acción, y acabarás recogiendo los frutos. No hay una acción correcta o incorrecta, lo único que cuenta y da resultados es la intención. Así que antes de decidir, olvida la parte perfeccionista de ti que quiere asegurarse de que haces lo correcto. Cuando visualices, no olvides sentir la felicidad que surge en ti ante la idea de conseguir lo que quieres. Recoger los frutos no siempre es instantáneo, por lo que la perseverancia es un atributo esencial.

Esta gran ley de causa y efecto existe para todo ser humano. Se encarga de cosechar lo que hemos sembrado. Esta ley funciona en todos los ámbitos de nuestra vida, incluidas las relaciones. Los demás están con nosotros como nosotros con ellos. Entonces, ¿por qué buscar la venganza o el castigo?

Nos enfadamos con nosotros mismos o con la otra persona, dejamos de hablarnos, nos enojamos, tenemos rabietas, decimos tonterías, queremos cambiar a la otra persona, enseñarle cómo debe comportarse, etc.

Actuar así es afirmar que «yo soy DIOS y tú no; ¡te enseñaré a serlo!». Si tú eres DIOS, también lo es el otro. Si te han hecho daño, no te corresponde castigar al infractor. Nadie tiene derecho a hacerlo. **La ley de causa y efecto se ocupará de la otra persona SEGÚN LAS INTENCIONES que tenía para ti en ese momento. Le hará recoger lo que ha sembrado..., de ahí la importancia de ocuparse de sus propios asuntos y aprender a aceptar a los demás tal y como son.**

EJERCICIOS PARA ASIMILAR ESTE CAPÍTULO

1) Haz una lista de cosas o situaciones que te gustaría cosechar, ya sea mañana, la próxima semana o incluso el próximo año. No hay nada demasiado bueno ni demasiado grande. Recuerda que no tienes límites, porque todo en la Tierra ha sido creado para cada uno de nosotros.

2) Después de haber escrito lo que quieres cosechar, ponte a trabajar ahora, ponte en acción con lo que quieres.

3) Durante los próximos tres días, también toma conciencia de tus palabras y actitudes no beneficiosas que pueden estar impidiendo o retrasando que coseches lo que quieres. Conviértelos en pensamientos positivos y constructivos.

4) Cuando estés a solas con tus pensamientos, repite la siguiente afirmación hasta que te sientas preparado para el siguiente capítulo.

A PARTIR DE AHORA, SIEMBRO Y COSECHO SÓLO LO QUE ME BENEFICIA, A TRAVÉS DE MIS PENSAMIENTOS, SENTIMIENTOS, PALABRAS Y ACCIONES.

Capítulo 6

CORTAR LAS ATADURAS / EL PERDÓN

Este capítulo se considera uno de los más importantes de este libro, ya que contiene principios fundamentales para el ser humano. Por lo tanto, sería conveniente que le prestaras especial atención. Comprender este material desde el corazón puede transformar completamente tu vida.

Lo que quiero decir con ataduras son los lazos invisibles formados desde tu nacimiento. Son rencores enterrados en lo más profundo de tu ser. Estos lazos fueron creados por tus reacciones ante alguien que representaba una autoridad en tu vida: padre, madre, hermano mayor, hermana mayor, abuelos, tío, tía, niñera, vecino, profesor, etc. El más mínimo detalle que te negaste a aceptar sobre la forma de ser de estas personas ha creado un vínculo invisible con cada una de ellas. ¿Quién crees que estuvo muy presente en tu vida desde el nacimiento hasta los siete años y que actuó como padre? Esta persona habrá tenido mucha influencia en tu vida.

Desde el nacimiento hasta los siete años, el instinto del niño es más fuerte que su intuición. No razona. Acepta las cosas tal y como se le presentan. Sin embargo, el niño toma muchas decisiones de acuerdo con su plan de vida, casi siempre de forma inconsciente.

La primera decisión de tu vida fue elegir a tus padres. Sí, has leído bien, y puede que reacciones a esa afirmación porque muchos de nosotros pensamos que habríamos elegido unos padres completamente diferentes. En realidad, todos tenemos los padres que necesitamos para la evolución de nuestra alma. Nos sentimos atraídos magnéticamente por ellos antes de nacer. Al elegirlos, tu alma sabía que esos padres eran necesarios para tu trabajo interior.

Es muy probable que desde el momento en que naciste habrías cambiado de buena gana varios de sus rasgos de carácter porque algunos de sus modos de ser te molestaban y te hacían reaccionar. Cada actitud no aceptada ha formado un vínculo. Este vínculo invisible y omnipresente entre vosotros ha provocado una irritación interior. Este vínculo está ahí para señalarte que eres exactamente lo que no te gusta de tus padres. Esto es lo que tienes que aprender de ellos. Están en tu vida para ayudarte a ver lo que aún no aceptas de ti mismo. Llamo a este vínculo «atadura» porque aprisiona a la persona que está resentida con aquella a la que está reaccionando. Atadas, estas dos personas están igualmente atrapadas en su dificultad para expresar el verdadero amor.

Cualquier actitud no aceptada que cree esta atadura sigue repitiéndose en tu vida. Digamos que tu padre era una persona retraída; nunca expresaba sus sentimientos, se recluía en su rincón y prefería no hablar con nadie. Las conversaciones eran casi inexistentes; nunca reveló su amor por ti. En la medida en que no aceptaste esta actitud, permitiste que la frustración se apoderara de ti. Mírate ahora. Mira bien tu vida. ¿Te revelas ante la gente? ¿Dices exactamente lo que piensas cuando hablas? ¿O le dices a la gente lo que quiere oír? ¡Ya ves, eres igual que tu padre! Su calco, dirían algunos, aunque las circunstancias sean diferentes.

Ahora digamos que tienes una madre que se entromete en tus asuntos. Ella restringió su espacio. Era sobreprotectora y no paraba de decirte lo que tenías que hacer y lo que no. Esto era inaceptable para ti y te sentías asfixiado. ¿La juzgaste por ser qué? Mira cómo actúas ahora. Puedes o no comportarte de la misma manera. Sin embargo, una cosa es cierta, los demás te juzgan por ser lo mismo que juzgaste a tu madre. Si dudas de que seas así, pregunta a tus allegados –a los que te conocen bien– qué perciben de ti. No podrán evitar decirte que eres igual que tu madre.

Si te negaste a aceptar la autoridad de tu padre, ahora la has adquirido. Se ha convertido en parte de tu personalidad. Puedes expresarla de otra manera, pero está (o sigue estando) ahí.

¿No aceptaste la sumisión de uno u otro de tus padres? Observa bien cómo te comportas en la vida. ¿Siempre haces algo por elección o porque te obligan?

¿Era tu madre una maniática del orden? ¿Dejas que el desorden o la suciedad te molesten? Es todo lo mismo.

Tal vez puedas encontrar un rasgo de carácter que no aceptaste de tu madre, pero que no está presente en tu comportamiento. «En absoluto, de hecho, es todo lo contrario», replicarías rápidamente. Te respondería que te esfuerzas tanto en actuar del modo contrario, en evitar ser como ella, que te impides ser tú mismo. ¿Te das cuenta de la cantidad de energía que se necesita para vivir en contra de tu verdadera naturaleza? Lo único que consigues es reaccionar a lo que no has aceptado. En este caso, el vínculo –la atadura– será mucho más difícil de romper porque tienes que ser consciente del vínculo antes de poder enfrentarte a él. Cuando te obligas a «no ser como uno de tus padres», ¿te das cuenta de que es porque estás enfadado contigo mismo por ser así? Estás experimentando el malestar que todo el mundo siente cuando no se acepta a sí mismo a su manera.

Hacerlo es ir contra la gran ley del amor. Mientras busques, consciente o inconscientemente, ser otra persona para escapar de la semejanza con las personas que te han influido, nunca alcanzarás la paz interior. Tus objetivos personales serán un embrollo de proyectos y tu presencia en la Tierra será un mero despiste.

La situación más difícil de aceptar es la de los abusos de cualquier tipo, como la violencia física o psicológica. Si no has aceptado que te han golpeado, por ejemplo, pensando que te han tratado injustamente, o que te han maltratado, debes romper este vínculo antes de que el maltrato se apodere de ti.

Puede que nunca hayas sentido la necesidad de expresarte de forma violenta, ya sea físicamente, de pensamiento o de palabra, pero si miras en lo más profundo de tu ser, es probable que haya violencia lista para estallar cuando se presente la oportunidad. Un día no podrás controlarte y eso te hará actuar con arrepentimiento y remordimiento. Mientras consigas mantenerlo todo dentro de ti, esta lucha interior sólo te convierte en una víctima. La única manera de ganar es romper este vínculo de manera concreta.

Date cuenta de que todo lo que no ha sido aceptado se repite continuamente en tu vida. Así, atraes la presencia de personas (familiares, pareja, hijo, jefe, amigos, vecinos, etc.) que te molestan constantemente con sus acciones o actitud. Inevitablemente, siempre acabas atrayéndolos. Sin embargo, llegan a tu vida para llamar tu atención sobre lo que no has aceptado de tus padres y, por lo tanto, lo que no aceptas en ti mismo.

Además, esto volverá a ocurrir hasta que entiendas que en alguna parte hay una conexión que no se ha roto. **Recuerda que atraes todo lo que te sucede y a todos los que se encuentran en tu camino para ayudarte a tomar conciencia de lo que aceptas y lo que no aceptas de ti mismo**.

Debes aprender a amar a pesar de la indiferencia, la violencia, la sobreprotección, la injusticia, la traición y el rechazo. Si cuando eras joven te sentías rechazado, y creías que la gente habría sido feliz prescindiendo de ti, que no te aceptaban tal y como eras, o incluso que no te querían, entonces vivirás con el rechazo durante toda tu vida. A menudo te sentirás rechazado por la gente que te rodea. Por eso debes cortar todas las ataduras para progresar en tu evolución.

Imaginemos, por ejemplo, que eres un padre joven; ¿cómo actúas, qué actitud muestras hacia tus hijos? Seguro que a veces les reprendes, les sancionas añadiendo comentarios algo hirientes, ¿no? Todo en nombre del amor, se podría decir. Les quieres, pero también quieres que entiendan lo que es bueno para ellos. También es habitual que los padres pierdan la paciencia. Esto se debe a que no lo hacen de la manera correcta. No aman con el corazón, como sus padres, que no tuvieron la oportunidad de aprender a hacerlo.

Sin embargo, es importante no sentirse culpable, porque no importa cómo ames, tu grado de amor es igual de importante. Sólo ten en cuenta que amar con la cabeza es más doloroso que amar con el corazón. La primera se basa en el miedo y sólo trae emociones y decepciones, mientras que la segunda es liberadora y trae paz interior y armonía con nuestro entorno.

Para romper este vínculo con tus padres y convertirte finalmente en ti mismo, debes aceptar que tus padres o las personas que los representaron hicieron lo mejor que pudieron según su conocimiento. Te querían lo mejor que sabían en ese momento. De hecho, no podían darte más porque ésa era la única forma de amor que les habían enseñado. Lo hicieron así con la convicción de que era por tu propio bien.

La indiferencia expresada por algunos padres también puede ser sinónimo de confianza, ¿te das cuenta? Confías tanto en tu hijo que le dejas libre para que tome sus propias decisiones y viva su propia vida. El niño puede pensar que esto es indiferencia, pero en realidad es una gran prueba de amor. Entonces, ¿por qué deberíamos creer que nos han abandonado? Analicemos nuestra interpretación de los hechos; a menudo es falsa, ya que está influenciada por nuestras heridas.

Los llamados padres «críticos» son generalmente los que piensan demasiado en su hijo. Según su percepción, su hijo debería superarlos, ser superior a ellos en cuanto al éxito de su vida. No pueden tolerar que su hijo haga algo a medias. Esperan demasiado, tienen demasiadas expectativas. Este tipo de padre la mayoría de las veces quiere manifestar sus sueños incumplidos a través de su hijo o hijos. Sin embargo, detrás de cada crítica hay amor, ya que ven a su hijo capaz de lograr grandes cosas. Es simplemente amor mal expresado.

Muchos padres harían cualquier cosa para evitar que sus hijos sufrieran el mismo destino que ellos. Un hombre sumiso, más bien débil ante la adversidad, puede usar la violencia contra sus hijos para que se vuelvan fuertes e insensibles, como él quisiera haber sido. Está reaccionando por amor, ¿no es así? Utiliza la violencia contra sus hijos, simplemente porque no se ama a sí mismo y rechaza su propia vida, su resignada vida. Un padre superexigente y controlador con su hijo es un buen ejemplo de la misma situación. Exigirá un éxito total en todo lo que haga el hijo, para asegurarle una vida mejor que la suya.

El mayor deseo de los padres es que su hijo tenga más de lo que ellos tienen o que esté mejor equipado para afrontar la vida. Éste es el origen de unas expectativas elevadas y poco realistas. Cualquier protección o dureza excesiva es una manifestación de un gran amor posesivo. Cuanto más se ama con la cabeza, más se teme.

Recuerda la definición de amor: AMAR es ACEPTAR lo que es, aunque no lo entiendas y aunque no estés de acuerdo. No hay ningún niño que esté completamente de acuerdo con la noción de amor de sus padres, porque cada persona es única. En realidad, cada niño habría preferido ser amado de una manera diferente, independientemente de su nivel social. Le hubiera gustado que fuera con más o menos cariño o más o menos atención, etc. Sin embargo, no se puede cambiar a nadie. Cada padre tiene su propia forma de ser. Son lo que son, según lo que han aprendido y según el plan de vida del padre y del hijo.

Ahora tienes la oportunidad de aprender que hay una forma de amor mucho más beneficiosa que el amor posesivo. Durante años, la gente ha ignorado la existencia de su potencial interior. Su amor sólo dependía de la gente que le rodeaba. Entonces, ¿cómo podía enseñar lo que no sabía?

Si haces un balance de todas las cosas que te hubiera gustado cambiar de tus padres, si recuerdas todos los desencuentros y reproches que te hicieron sentir obligándote a vivir con resentimiento e incluso odio, verás que con los años tu atadura ha crecido de forma desproporcionada. A medida que vayas tomando conciencia del amor que motiva cada gesto y cada palabra, irás cortando poco a poco esa atadura, hasta que un día reboses de amor por ellos. **Para lograrlo, primero debes aceptar los medios utilizados por tus padres, aunque no estés de acuerdo con su actitud y comportamiento. Los verás de otra manera –con tus ojos amorosos– y te darás cuenta de cuánto te querían y, sobre todo, de cuánto no se querían a sí mismos, al ser incapaces de verse a través de ti.**

Cada rencor que guardas contra las personas que te han hecho daño o te han marcado por su influencia, se imprime y forma un vínculo que te aprisiona. Ésta es una de las causas probables de la insatisfacción que sientes en tu interior. Ahora que sabes que hay algo más que es mucho más extraordinario que lo que estás experimentando en este momento, frente a estas personas, ¿no crees que liberándote permitirías que tu corazón se abriera más y tu alma creciera?

Para romper este vínculo, no se trata necesariamente de entender al padre. Eso sería razonar con la cabeza, con la mente. Basta con sentir el sentimiento de amor que esa persona tenía por ti en ese momento y que se expresaba con expectativas irreales. También puedes reconocer su falta de amor propio derivada de la carencia experimentada con sus propios padres.

La capacidad de sentir y percibir sólo puede venir de tu interior. Deja de lado todo razonamiento mental y utiliza tu corazón. Hay que ir más allá de razonamientos como los siguientes: «Es cierto que su vida no era fácil en una familia numerosa». «Eran pobres». «Lo pasaron mal». A la gente le gusta usar la cabeza, lo que les hace sentirse tan bien, que acaban olvidándose del corazón. Cuando aceptes realmente lo mucho que te querían tus padres –aunque no de la forma que tú hubieses elegido–, sentirás cada vez más compasión y amor por ellos.

También es posible que hayas conservado lazos –ataduras– con algunos de tus profesores. ¿Quizás te has convertido en uno de ellos? Fíjate en lo que puede haberte molestado, lo que te ha hecho sentir enfadado. A continuación, comprueba cómo afecta este rencor a tu vida profesional. De hecho, los vínculos formados durante la educación escolar afectan a las relaciones con la vida profesional, mientras que los vínculos formados en la vida familiar afectan a las relaciones íntimas, amistosas y sociales posteriores.

Desde tu juventud, has estado tan a menudo reaccionando con estas personas y tan preocupado por el miedo a ser como ellas que has descuidado ser tú mismo. Este extraordinario ser que llevas dentro está ahí, pero sufre por no ser descubierto y reconocido. ¿Acaso no escuchas las llamadas de tu alma? Tú eres el único que puede liberarla de sus cadenas, de su aislamiento. Tu alma necesita evolucionar, respirar libremente y disponer de su propio espacio tanto como los demás.

Si sigues guardando rencor a tus padres o a otras personas, estás dejando que tu ego te gobierne. Te niegas a aceptar, creyendo que todo es injusto y carente de sentido. Este resentimiento puede convertirse en odio, lo que significa que la atadura que os une es cada vez mayor. Puedes imaginarla como un cable que se hace cada vez más fuerte.

Pero como ves, el precio que pagas será muy alto porque sigues atrayendo las mismas situaciones hacia ti. Te cuesta mucho en tus relaciones, en la forma de recibir el amor, en tu felicidad y en tu energía y salud. Tu cuerpo, a través de tu superconciencia, seguirá enviándote señales de que tus acciones y actitudes están rompiendo actualmente las leyes del amor. Definitivamente, no puedes escapar o huir siempre de ellas.

Si eres el mayor de la familia, lo más probable es que tengas más ataduras con tus padres que los demás hijos. A menudo habrás tenido menos espacio, en el sentido de dejarte ser, porque querían que fueras perfecto para que fueras un buen ejemplo para los hermanos o hermanas. Así que tuvieron que ser generalmente más exigentes contigo.

Si no te sentiste deseado porque uno de tus padres hubiera preferido tener una niña, esto indica que uno u otro sigue guardando rencor al género masculino. En este caso, puede que te sientas rechazado, pero debes saber que no es porque no te quieras a ti mismo: es tu padre el que no se quiere a sí mismo porque todavía tiene cosas que perdonarse relacionadas con su propio padre.

Sé fuerte y valiente. Mira una situación cada vez, un día cada vez, y poco a poco cortarás todas las ataduras que te ahogan, o incluso te liberarás de ellas de una vez por todas.

Una atadura que se encuentra con frecuencia es la relativa a la actitud hacia el dinero. ¿Por qué? Porque para las generaciones anteriores, el dinero era muy importante, en el sentido de que era absolutamente necesario ahorrar. Su felicidad dependía en gran medida de sus posesiones materiales porque el dinero era sinónimo de seguridad. Así que nuestros padres quisieron inculcarnos este valor, enseñarnos a ganar dinero y a ahorrarlo, creyendo que eso nos haría felices y contribuiría a nuestra seguridad. Ésta era su noción del amor. Si te sientes inclinado a poner todo tu dinero en fondos de inversión o a gastarlo todo, probablemente estés reaccionando a la actitud de tus padres porque no has descubierto el equilibrio.

Ya ves, sea cual sea la situación, siempre existe la posibilidad de ver que en el fondo tus padres te querían. Según las grandes leyes de la naturaleza, es imposible que los padres no amen a sus hijos, así como es imposible que los hijos no amen a sus padres. Este amor es de suma importancia para todos. El gran problema es que la mayoría de la gente no sabe cómo expresar este amor. Hay algunas personas que llegan a decir que odian a sus padres o que les son indiferentes; cuando en realidad es su sufrimiento el que ha alcanzado un nivel muy alto. Recuerda que el odio es sinónimo de un gran amor decepcionado.

La única manera de cortar cualquier atadura, sea cual sea, para liberarnos de nuestros rencores y odios, es el verdadero PERDÓN.

Esto sólo puede hacerse si somos capaces de reconocer nuestra responsabilidad en primer lugar.

Reconocer (asumir) la responsabilidad significa aceptar que todo lo que ocurre en tu vida es una creación tuya –fruto de tu Dios interior– que pone en marcha situaciones para que puedas tomar conciencia de aspectos de ti mismo que aún no has aceptado. Cuanto mayor sea el sufrimiento, más supone una señal de que tu alma está sufriendo y que se ha vuelto muy urgente que veas este aspecto de ti mismo para finalmente aceptarlo.

Te recuerdo que el verdadero amor se demuestra cuando aceptamos cualquier actitud, aunque no estemos de acuerdo con ella. Es siempre la única manera de amarse a sí mismo y a los demás tal como son. Significa darse a sí mismo el derecho a ser humano, pero también conceder a los demás el derecho a serlo. De este modo, podrás aceptar haber sido lo que juzgaste que era el otro.

Asumir la responsabilidad de uno mismo te ayudará a sentir compasión por la otra persona, contribuyendo así a la reconciliación. Poco a poco te darás cuenta de que la persona a la que juzgaste y condenaste también te juzgó a ti por lo mismo, aunque no seas consciente de que le has hecho daño.

Entonces tienes que concederte el derecho de haberte enfadado con esa persona, viendo que es una reacción normal y humana para cualquiera que esté experimentando un gran sufrimiento. El último paso es aceptarse a sí mismo, acoger el hecho de que tu actitud haya contribuido al sufrimiento de la otra persona. **Éste es el verdadero autoperdón.**

Cuando leas el capítulo sobre «Cómo expresar tus emociones», podrás seguir el trabajo interior que te sugiere este capítulo sobre el perdón.

EJERCICIOS PARA ASIMILAR ESTE CAPÍTULO

1) Piensa en tres personas con las que estés enfadado, por el motivo que sea.

2) Escribe por qué los estás juzgando.

3) Comprueba en qué circunstancias estas tres personas pueden haberte juzgado por ser lo que tú juzgas que han sido.

4) Tómate el tiempo necesario para aceptar que has atraído a esas personas y situaciones, para que seas consciente de un aspecto de ti mismo que no estabas aceptando.

5) Acepta que eres humano, igual que estas tres personas, con tus miedos y sufrimientos comunes.

6) Visualiza que un día podrás hacer las paces con estas personas, expresando todo lo que has aprendido de ti mismo. Debes recuperar el deseo sincero de hacerlo antes de que pueda ocurrir.

7) Repite la siguiente afirmación tantas veces como puedas:

TENGO COMPASIÓN POR TODOS LOS QUE HE JUZGADO. ME PERDONO Y ME LIBERO DE LAS ATADURAS QUE ME IMPIDEN ESTAR EN ARMONÍA. AMO CADA VEZ MÁS CON MI CORAZÓN.

Capítulo 7

LA FE / LA ORACIÓN

¿Qué es la fe? Muchas personas confunden la fe con la creencia. Creer significa sostener que algo es verdad. Si crees que tienes la verdad, vive esa verdad si es beneficiosa para ti y difúndela. El que lo acepte, que lo adopte, y el que lo rechace, que lo ignore. Cada cual tiene sus propias verdades y creencias. Sin embargo, recuerda que las verdades y creencias de cada uno pueden cambiar en cualquier momento. Dado que estamos evolucionando, sería cuanto menos ilógico creer en lo mismo durante toda la vida. Debemos creer en algo porque es relevante y beneficioso para nosotros, no porque otra persona lo crea, aunque sea tu padre o alguien muy influyente.

La fe, en cambio, es otra cosa. En realidad, es un principio fundamental mucho más profundo, una fuerza en sí misma, un poder directamente vinculado a nuestra alma y a nuestro Dios interior. Las Escrituras la definen como «la seguridad de lo que se espera y la evidencia de lo que no se ve». Cuando estás motivado por la fe, tienes la certeza de conseguir lo que quieres. Esto es lo que nos hace distinguir la fe de la creencia.

El gran hombre llamado JESÚS vino a la Tierra para enseñar el AMOR y la FE. Ya es hora de que pongamos en práctica sus enseñanzas. De hecho, debieron pasar unos dos mil años antes de que la gente empezara a captar su mensaje y a sentir su poder.

Tener fe es creer con una confianza inquebrantable en la presencia de lo divino en uno mismo.

Nos enseñaron a rezar diciendo: «Dios mío, ayúdame». Al decirlo de esta manera, uno debe ser más consciente de que se está dirigiendo a lo divino dentro de uno mismo. Si piensas en DIOS como una entidad lejana que tiene que cuidar de toda la Tierra, te será más difícil creer que tus oraciones serán respondidas. Con siete mil millones de personas que cuidar en el planeta, ¿tendría realmente tiempo para ti? Es esencial que reconozcas la existencia del Dios interior que vive en tu corazón y en el de todos los que te rodean. Entonces, cuando te veas a ti mismo como una manifestación divina y creas en este gran poder dentro de ti, podrás manifestar cualquier cosa que desees. Así es la fe.

Hay una anécdota que me gusta mucho y que describe lo que es la fe. Un pequeño pueblo sufría una grave sequía y los agricultores estaban preocupados por sus cosechas. Después del servicio dominical, pidieron consejo al sacerdote: «Tenemos que hacer algo, no está bien. No ha llovido durante más de un mes. Estamos perdiendo nuestras cosechas. ¿Qué podemos hacer?» El sacerdote respondió: «Todo lo que tenéis que hacer es rezar con fe. No olvidéis que una oración sin fe no es realmente una oración».

Los campesinos se reunieron varias veces al día para rezar y pedir la lluvia. El domingo siguiente volvieron a ver al cura. «Padre, no funcionó. Nos reunimos todos los días, rezamos mucho y, sin embargo, sigue sin llover». El sacerdote respondió: «¿Realmente rezasteis con fe?». Todos respondieron afirmativamente. Y el sacerdote añadió: «Sé que no habéis rezado realmente con fe, porque ninguno de vosotros ha traído su paraguas». Esta historia es un buen ejemplo de lo que significa rezar con fe y actuar en consecuencia.

Cuando tienes fe, estás convencido de que conseguirás lo que quieres. A menudo haces ejercicios de fe sin ser consciente de ello. Por ejemplo, cuando se acciona el interruptor para encender una luz, es un ejercicio de fe. Obviamente sabes que la luz se encenderá. ¿Lo ves? Los actos de fe no están necesariamente vinculados a algo religioso o sobrenatural. Pueden utilizarse en muchas situaciones de nuestra vida.

Cuando pides un coche nuevo en un concesionario, eliges el modelo, el color, los accesorios y firmas el contrato. Entonces el concesionario añade: «No se preocupe, en quince días estará aquí su coche. Me pondré en contacto con usted en cuanto lo recibamos». Ése es otro acto de fe. En un plazo de dos semanas, puedes estar seguro de que tu coche se entregará tal y como lo pediste. Durante este tiempo, tiendes a ver más coches que son idénticos al tuyo. Puedes decir: «Este coche es idéntico al mío». Ya puedes visualizarte sentado al volante. Una vez transcurrido el tiempo acordado, el concesionario te llama para que tomes posesión de tu coche. Has dado un salto de fe, ¿verdad? En realidad, ni siquiera pensaste en el hecho de que tu coche no hubiese llegado. Tampoco has dedicado tiempo a llamar al concesionario para asegurarte de que no se han olvidado de ti. Cuando hay fe, no hay duda. Estás en la certeza.

Puedes hacer que todo lo que quieres ocurra de la misma manera: pides una vez, convencido de que el resultado ya está ahí. Cuando pides lo mismo más de una vez, es porque dudas de que lo vayas a conseguir. Este gran poder dentro de ti puede hacer que cualquier cosa que quieras suceda. Todo lo que tienes que hacer es darle el tiempo que necesita para manifestar el objeto de tu petición.

Si haces una declaración general sin poner energía en ella, estás rezando. Si además visualizas, crees y sientes que es para ti, entonces estás rezando con fe. Imagina el resultado que buscas, observa en imágenes lo que quieres y lo conseguirás.

Hace dos mil años, JESÚS enseñó lo que acabas de leer. Encontramos esta enseñanza en el Evangelio según San Marcos: **todo lo que pidáis en la oración con fe, creed que lo habéis recibido y lo veréis cumplido**. Debes ver tus deseos ya cumplidos. Todo es posible para el que cree: la fe puede mover montañas.

Tu poder interior está conectado con el gran poder universal que cuida de todo en la Tierra, en todos los planetas, en todo el cosmos. Mira a tu alrededor. Sólo puedes desarrollar tu fe observando la hermosa armonía de la naturaleza. Te maravilla la belleza del sol poniente, la inmensidad del océano, la paz del cielo estrellado. **El universo está en total armonía. El sol sale cada día, la luna sale cada tarde, los planetas se mueven por el espacio, las mareas suben y bajan. Un gran plan divino regula toda esta armonía. ¿Por qué no deberías formar parte de ella?**

Todo está ya ahí, en su sitio: ¡es nuestra herencia divina! Lo único que tienes que hacer es pedirlo. Tienes libre albedrío, lo que significa que puedes llevar tu vida como quieras. Tienes derecho a pedir lo que quieras en la vida, excepto lo que pertenece a otra persona. En estos casos, pide algo similar o mejor para ti.

El universo es lo suficientemente próspero y generoso como para satisfacer las necesidades específicas de cada uno.

Este gran principio se aplica a todo lo que existe. Somos miles de millones los que nos beneficiamos del sol, el aire o la electricidad y hay para todos. ¿Por qué las bellas riquezas de la Tierra, las telas, las joyas y las casas hermosas, o las cualidades admirables del ser humano, como la paciencia, la belleza interior, la salud y el amor, han de existir sólo para unos pocos? Todo lo que existe en el «tener» o en el «ser» es de todos. Todo lo que tienes que hacer es reclamar estas cosas hermosas. Sin embargo, no temas, no estás quitando nada a los demás, pues sólo te estás apropiando de lo que te corresponde. La herencia divina es universal.

La única diferencia entre tú y otra persona, entre las cosas hermosas que hace o tiene y las que tú crees que son imposibles de lograr, es tu nivel de fe. Todo lo que tienes que hacer es decidir: «Sí, quiero, y sí, puedo; tengo todo dentro de mí para tener éxito. Puedo hacerlo. Esta certeza sólo debe aplicarse a todo lo que sea beneficioso o inteligente para ti. Por eso no siempre te ocurre lo que quieres, aunque creas que has hecho actos de fe.

La fe no viene de la cabeza. Viene de tu superconciencia de la que he hablado muchas veces y que te conecta con el gran poder divino. Puedes imaginar este poder como un gran sol, una energía que se mueve, que vibra. La fe representa el rayo de sol que te une a ella.

A diferencia del razonamiento, la fe acepta sin tener que preguntarse cómo o por qué. Cuando tienes fe, tienes la certeza de que lo que deseas ya está ahí y que puedes hacer que te ocurran muchas cosas beneficiosas. Todas las creaciones, todas las grandes obras han sido realizadas por la fe. El que exige ver antes de creer no tiene fe. Si la humanidad pensara así, en la Tierra existirían muy pocas cosas.

Cada vez que dices: «Cuando tenga esto o aquello, seré feliz, y entonces podré vivir tranquilo», lo único que haces es demostrar una gran falta de fe.

Para estar seguro de pedir lo que realmente necesitas, el «ser» se hace mucho más importante que el «tener». Decides aquello que te haría feliz (ser), actúas en consecuencia y estás totalmente convencido de que lo conseguirás (tener).

Si ir de vacaciones con tu familia te haría feliz, por ejemplo, el acto de fe sería hacer las reservas, aunque no estés seguro de disponer de todo el dinero que necesitas. En cuanto hayas tomado una decisión y hayas hecho un depósito para reservar el lugar que deseas, habrás dado el primer paso hacia tus vacaciones. Es un acto de fe. Cuanto más puedas visualizarte de vacaciones, mayor será tu fe.

Puede que te parezca normal creer que cuando te despiertes saldrá el sol o que si siembras judías, recogerás judías. De hecho, al creer que se trata de acontecimientos naturales, también puedes hacer que lo que quieres que ocurra en la vida te suceda con la misma naturalidad. Tienes el mismo poder que DIOS, ya que eres una manifestación divina. Si el poder del universo puede hacer que el sol salga cada día o que una semilla crezca, tú también puedes crear una vida llena de maravillas.

DIOS es un gran poder universal que me gusta comparar con las ondas o la electricidad. No las vemos, no sabemos de dónde vienen, pero sabemos que existen. Si cuando entras en una habitación está a oscuras, ¿significa que no hay electricidad? No, es que te has olvidado de pulsar el interruptor. Cada acto de fe es el acto de accionar el interruptor para obtener la luz deseada. Cada acto de fe es una luz más. A medida que aumentas tus acciones, la luz se intensifica, todo se vuelve más y más claro, más y más fácil, más y más real.

Es sencillo, ¿no? Con sólo pulsar un botón se obtiene luz. ¿Esta luz viene de ti? No, claro que no; viene de la conexión eléctrica. Lo mismo ocurre en tu vida: cada vez que utilizas tu fe, es el poder divino el que utiliza un canal para crear. Todos los humanos tienen la misma posibilidad. Al aceptar lo divino dentro de ti, aceptas que se manifieste a través de ti. Sin embargo, si usas este gran poder para dañar a alguien, tendrás que pagar el precio, igual que si usaras la electricidad o el fuego para destruir. Tenemos libre albedrío para utilizar nuestro poder interior para bien o para mal, pues siempre debemos asumir las consecuencias de nuestros actos, es decir, cosechar lo que sembramos.

Todo lo que existe en el mundo visible se originó primero en el mundo invisible. Ya sea un gran hotel, un avión o la ropa que uno lleva, todo tomó forma en la mente de alguien antes de convertirse en realidad, antes de concretarse. La fuerza del ser humano consiste en utilizar el gran poder universal para crear armoniosamente lo que ya existe en la vasta reserva del universo.

Por lo tanto, es imposible pensar en algo que no existe, ya que el pensamiento está conectado al gran pensamiento universal, al igual que las demás células del cuerpo humano están conectadas entre sí. Si cierras los ojos y te imaginas una playa hermosa, ya existe o podría existir algún día en el planeta si realmente lo deseas. No se puede imaginar en el mundo invisible lo que no existe ya o lo que no puede realizarse en el mundo visible. Ahora depende de ti atraerlo a través de la energía de tus pensamientos y acciones. Todo pensamiento toma forma en el mundo invisible: cuanto más lo pienses, cuanto más energía pongas en él a nivel de lo sentido, más lo alimentarás y más fructificará en el universo material y visible.

A fuerza de alimentar lo que has creado en el pensamiento, conocerás a las personas adecuadas, elegirás la acción necesaria que debes realizar, encontrarás el lugar adecuado para materializar el objeto de este pensamiento. Piensa que si han sucedido cosas, situaciones que no fueron beneficiosas para ti en el pasado, es porque tú las habías creado previamente en el mundo invisible. Ahora usa tu fe para conseguir cosas beneficiosas: el universo contiene grandes reservas de ellas y son suficientes para cada uno de nosotros. Depende de ti tomar tu parte.

Imagina que en tu país hay una oferta increíble, incluso ilimitada, de trigo. En realidad, que la gente salga o no a reclamar su parte no cambia la cantidad disponible. **En cuanto creas un deseo, también creas todo lo que necesitas para materializarlo. Tienes ese potencial. ¡Todo lo debes hacer es aprovechar la gran reserva!**

No pierdas ni un momento y empieza a utilizar ahora ese gran poder que hay en ti: desarrolla más tu fe. Si empiezas a crear cosas agradables, tu vida dará un giro diferente. Serás más feliz y podrás compartir tu felicidad con los demás. Pero si tu corazón está lleno de dudas, miedos y preocupaciones, los demás lo sentirán y te será imposible darles felicidad. **No se puede dar lo que no se tiene**. Crea todos los escenarios de tu vida sin demora. Empieza a pensar en ti y a hacer que te sucedan cosas buenas. Como resultado, las sembrarás a tu alrededor.

Cuando decides hacer un viaje y lo has planeado todo, no hay duda de que todo saldrá bien, ¿verdad? Tanto si eliges un coche, un tren o un avión como medio de transporte, te dejas guiar. Sabes que el coche funcionará sin problemas, que el tren o el avión conocen su ruta y llegarán a su destino. Experimentas la felicidad y la paz interior porque te dejas guiar. Suelta, suelta, suelta completamente. Convéncete de que tienes todo lo que necesitas para crear una vida hermosa. Al pedirlo, recibirás.

Cuando hayas desarrollado la fe en ti mismo, ten por seguro que se contagiará en tus relaciones con los demás. Será maravilloso. Ya no te dejarás influenciar por las personas a las que no les gusta su vida, las que suelen ser negativas o pesimistas. Finalmente te darás cuenta de que todo sucede dentro de ti. Todos los que tienen fe atraviesan más fácilmente las pruebas y los momentos difíciles.

JESÚS nos describió la fe con estas palabras: «No te angusties por tu vida; no te preocupes por encontrar comida o bebida o ropa. ¿No es la vida más importante que la comida, y el cuerpo más importante que la ropa? Mira los pájaros, no siembran ni cosechan, no tienen ni bodega ni granero, y sin embargo el Padre Celestial los alimenta. ¿No vales al menos tanto como ellos? ¿Quién de vosotros, preocupándose así, puede añadir a su estatura la de un codo? ¿Por qué te preocupas por tu ropa? Mira cómo crecen los lirios del campo. No trabajan ni hilan; sin embargo, ni siquiera Salomón en toda su gloria estuvo nunca tan ricamente vestido. Si DIOS se preocupa por una flor del campo que será cortada mañana, cuánto más se preocupará por vestiros a vosotros, hombres de tan poca fe. No os preguntéis más: "¿Qué vamos a comer, qué vamos a beber y qué vamos a vestir?". Sólo los paganos se preocupan por esto. Tu Padre Celestial conoce tus necesidades. Busca el Reino de DIOS y su justicia, y lo demás se te dará por añadidura. No te preocupes por el mañana, porque el mañana se encargará de estas cosas por sí mismo. Ya tenéis bastantes problemas con el presente».

Estas palabras de Jesús nos invitan a vivir el momento. No hay que preocuparse por el mañana. Si aceptas que tienes el poder dentro de ti para atraer hacia ti lo que necesites a medida que surjan tus necesidades, no hay razón para que no pueda ser así siempre.

¿Eres de los que se preocupan por su vejez y piensan que tienen que amasar una fortuna o comprar muchos seguros? ¿Dejas de atender tus necesidades del momento para tener más para tu vejez? Si haces esto, crees que tienes suficiente poder en este momento para conseguir dinero, pero que serás indigente cuando tengas sesenta, sesenta y cinco o setenta años. Aceptas tu poder interior, pero crees que este estado es temporal, que no es permanente. En cambio, debes creer que a medida que te haces mayor, tu sabiduría y experiencia harán que sea aún más fácil conseguir todo lo que quieres para satisfacer tus necesidades. ¿Por qué acaparar en exceso? Lo que importa es que tienes todo lo que necesitas ahora. Si decides ahorrar, hazlo por amor y no por miedo, sólo por tener una reserva para aprovechar las oportunidades que pasan.

Sonreír a la vida, estar rodeado de belleza y satisfacer tus necesidades hoy es lo que importa. Dar las gracias por lo que recibes cada día, vivir de día en día, seguirá proporcionándote todo lo que necesitas. El mañana depende del hoy. Si te preocupas por el mañana, atraerás sobre ti lo que imaginas que es desagradable. Éste es el último poder de la creación. Si te alimentas exclusivamente de pensamientos agradables, tu vida dará un giro positivo.

EJERCICIOS PARA ASIMILAR ESTE CAPÍTULO

1) Haz un acto de fe, sea cual sea. Elige algo que siempre hayas querido conseguir, algo que te haga feliz, y decide creer fervientemente que tienes todo el poder necesario para hacerlo realidad.

2) Pon en práctica tu idea ahora. Actúa ahora. Planifica al menos tres acciones para las próximas semanas.

3) Confía en que tu deseo te está ayudando a SER mejor. Si piensas: «Si tuviera suficiente dinero o pudiera ganar la lotería, dejaría mi trabajo y empezaría el negocio de mis sueños y por fin sería feliz», estás yendo en contra de las leyes de la naturaleza.

4) Toma conciencia de quién quieres ser, sabiendo que tu deseo te ayudará a conseguir tus objetivos. A cambio, cada acción debe contener la intención sincera de lo que quieres ser y no los medios que utilizas para conseguirlo.

5) Repite la siguiente afirmación tantas veces como puedas antes de que empieces el siguiente capítulo:

SÉ QUE TENGO UNA GRAN RIQUEZA DIVINA DENTRO DE MÍ Y QUE EXTRAIGO DE ELLA TODO LO QUE NECESITO EN TODO MOMENTO Y EN TODO LUGAR.

Capítulo 8

LA ENERGÍA

¿Crees que tienes un buen nivel de energía? ¿Quieres tener más? Un experto de California que ha investigado a fondo el tema ha dicho que el cuerpo humano tiene suficiente energía para mantener iluminada una ciudad como Nueva York durante todo un mes. Impresionante, ¿no?

Seguramente estarás de acuerdo conmigo cuando digo que la motivación y la satisfacción de hacer lo que te gusta te lleva automáticamente a un aumento de tu energía. Esta energía favorece la realización y finalización de cualquier proyecto.

Tomemos el ejemplo de un hombre que llega a casa del trabajo exhausto y agotado. Ni siquiera tiene energía para preparar la cena. Está a punto de descansar cuando suena el teléfono. Una amiga, por la que siente un gran respeto, le dice que estará en su casa en media hora. No es difícil imaginar a este hombre, que es, como muchos otros, bastante perfeccionista, apresurándose a hacer mil y una tareas para poner el piso en orden y salir corriendo a comprar una buena botella de vino. Cuando suena el timbre, el hombre está, de forma increíble, listo para recibir a su amiga y el piso está impecable. ¿De dónde crees que viene esta energía? Lo más probable es que el origen sea la motivación.

La falta de energía es una señal de tu superconciencia que, a través de tu cuerpo, te advierte de que actualmente estás actuando, pensando y viviendo de una manera que no es beneficiosa para ti. Como resultado, te falta energía, interés y motivación. Utilizar la energía de forma inadecuada también provoca falta de vitalidad.

¿Te has preguntado alguna vez de dónde sale toda esa energía que tanto necesitamos a lo largo de nuestra vida? No estamos conectados a una corriente eléctrica, como un robot, por ejemplo. Éste es otro fenómeno milagroso. La energía divina es omnipresente y nuestros cuerpos están constantemente conectados a ella gracias a la energía solar y a la energía terrestre. De hecho, todo lo que hay en la Tierra está vivo gracias a esta energía. Todos podemos percibirlo a través de la emanación blanca que rodea a los seres humanos, los animales, las plantas y los minerales.

Nuestro cuerpo energético –o vital– está formado por miles de pequeñas líneas que rodean al cuerpo físico. En siete puntos específicos del cuerpo, veintiuna de estas pequeñas líneas se cruzan para formar un centro de energía, lo que hace que la energía esté mucho más concentrada allí. En sánscrito, estos centros energéticos se denominan los chakras del cuerpo humano. Se encuentran desde la base de la columna vertebral hasta por encima de la cabeza.

El esquema de la derecha muestra la ubicación de los diferentes centros energéticos. Explicaré cada uno de estos centros para que puedas entender mejor lo que ocurre cuando utilizas la energía de forma beneficiosa o no beneficiosa. Cuando la usas de forma inteligente, es decir, para responder a tu plan de vida, que es vivir en el amor y según tus necesidades, la energía circula muy bien de arriba abajo y de abajo arriba. Esto explica por qué se siente tanta energía cuando se está enamorado, por ejemplo.

Cuando dejas que tu ego, es decir, tus miedos y creencias no beneficiosas, dirija tu vida, bloqueas el flujo de energía. Esto explica por qué te sientes tan vacío de energía cuando experimentas diferentes emociones (frustración, ira, decepción) y miedos, o cuando no escuchas tus necesidades.

El primer centro es el **coccígeo** y está situado en la base de la columna vertebral. Es este centro el que nos conecta directamente con la energía de la tierra, llamada «energía telúrica». Representa la sede de la fuerza física y la supervivencia. Por lo tanto, esta energía es necesaria para que mantengas tu fe y te sientas seguro en todo momento.

Sin embargo, cuando experimentas rabia, dolor, irritación y miedo, te alimentas de esta energía y, bloqueado por tus miedos, este centro no puede ser rellenado. Éste es el caso cuando te sientes inseguro de tu supervivencia, es decir, cuando tienes miedo de perder lo que te hace sentir seguro desde el exterior, como el dinero, las posesiones, el trabajo, el cónyuge, etc.

Un bloqueo de energía en esta zona puede causar múltiples dolores desde la base de la espalda hasta los pies. Además, el centro coccígeo afecta directamente a las glándulas suprarrenales, que producen la cortisona y la adrenalina que el cuerpo necesita para afrontar el peligro. Como resultado, sentirás pánico cuando tengas que enfrentarte a cualquier peligro.

El segundo centro energético, el centro **sacro**, está situado en la zona de los órganos sexuales, entre el pubis y el ombligo. El cruce de las veintiuna líneas se encuentra detrás de la columna vertebral, en la parte baja de la espalda. Esta zona es el centro donde generas el poder para crear tu vida como deseas. Esta misma energía se utiliza para las actividades sexuales, ya que la reproducción representa el propósito principal de los órganos sexuales, que es crear.

Este centro está directamente conectado con el centro de la garganta, que a su vez te ayuda a crear pasando a la acción. El centro sacro representa el «sí, puedo», y el centro de la garganta, el «sí, quiero». Por lo tanto, el centro sacro te proporciona la energía esencial para creer en tus capacidades, tomar decisiones y adaptarte a los cambios. También te proporciona la energía necesaria para fundirte sexualmente con tu pareja.

Cuando la energía del centro sacro se utiliza de forma incorrecta, por ejemplo, para la actividad sexual relacionada únicamente con el placer de los sentidos, o en presencia de culpabilidad sexual, pasión, odio, ira, orgullo, celos, egoísmo y posesión, suele producirse una perturbación de las glándulas sexuales y de la garganta. Cuando hayas aprendido a liberarte de estas emociones destructivas, a cambiar tu forma de ser y a dominar tu ego, la energía de este centro podrá fluir libremente hacia tu centro de la garganta para ayudarte a crear en abundancia lo que deseas y a desarrollar tus dones y talentos.

El tercer centro es el centro **solar (plexo)** y está situado entre el ombligo y el corazón. Su energía es necesaria para alimentar nuestros deseos que satisfacen las necesidades de nuestra alma. Es la energía utilizada para pensar, organizar, visualizar y sentir lo que quieres que ocurra en tu vida. Sin embargo, esta energía se bloquea cuando experimentas emociones fuertes porque tenías expectativas de los demás –o de ti mismo– y las cosas no salieron como querías. Cualquier emoción de frustración, decepción, ira o culpa drena este centro de energía y lo bloquea.

Por cierto, este centro energético bloqueado provoca problemas físicos en el páncreas y en todo el sistema digestivo.

El cuarto chakra se llama centro **cardíaco** y se encuentra en la región del corazón; es un centro de gran importancia, ya que es la fuente del amor incondicional a uno mismo. Su energía es necesaria para actuar con amor, con alegría, para hacer cumplidos, y sobre todo para aceptarse a sí mismo, principalmente en los aspectos de uno mismo que llamamos negativos. Este centro es aún más importante porque vincula los tres primeros centros con los tres siguientes para ayudarnos a ser más conscientes de que somos sobre todo seres espirituales.

Es una pena que haya un alto porcentaje de personas cuya energía cardíaca está bloqueada. ¿Por qué? Porque pocos se aceptan a sí mismos tal y como son. Quieren cambiarse a sí mismos todo el tiempo, se encuentran llenos de defectos, entre otras cosas. Su cuerpo nunca es lo suficientemente perfecto para ellas y están sometidas a la presión social, a la presión de su entorno, incluidos los medios de comunicación. Del mismo modo, no se aceptan a sí mismos cuando muestran ira, impaciencia, intolerancia, etc. En resumen, quieren ser perfectos en todo.

La energía del corazón se bloquea cuando eres demasiado duro y exigente contigo mismo, pero también cuando dependes del amor y los cumplidos de los demás para ser feliz, cuando te criticas a ti mismo o cuando te tomas la vida demasiado en serio. Esta obstrucción afecta directamente a toda la zona del corazón, los pulmones, los bronquios y los hombros hasta los dedos. Además, también perturba la glándula del timo, que desempeña un papel importante en la formación del sistema inmunitario contra las enfermedades.

El quinto centro, el **laríngeo**, está situado en la garganta y es el centro de la creatividad y la expresión. Su energía nos ayuda a expresar lo que experimentamos y lo que queremos de acuerdo con las necesidades de nuestra alma, a la vez que nos proporciona la energía necesaria para desarrollar la voluntad de actuar sobre lo que necesitamos. También es la energía que nos ayuda a aplicar la noción de responsabilidad.

CENTROS DE ENERGÍA - CHAKRAS

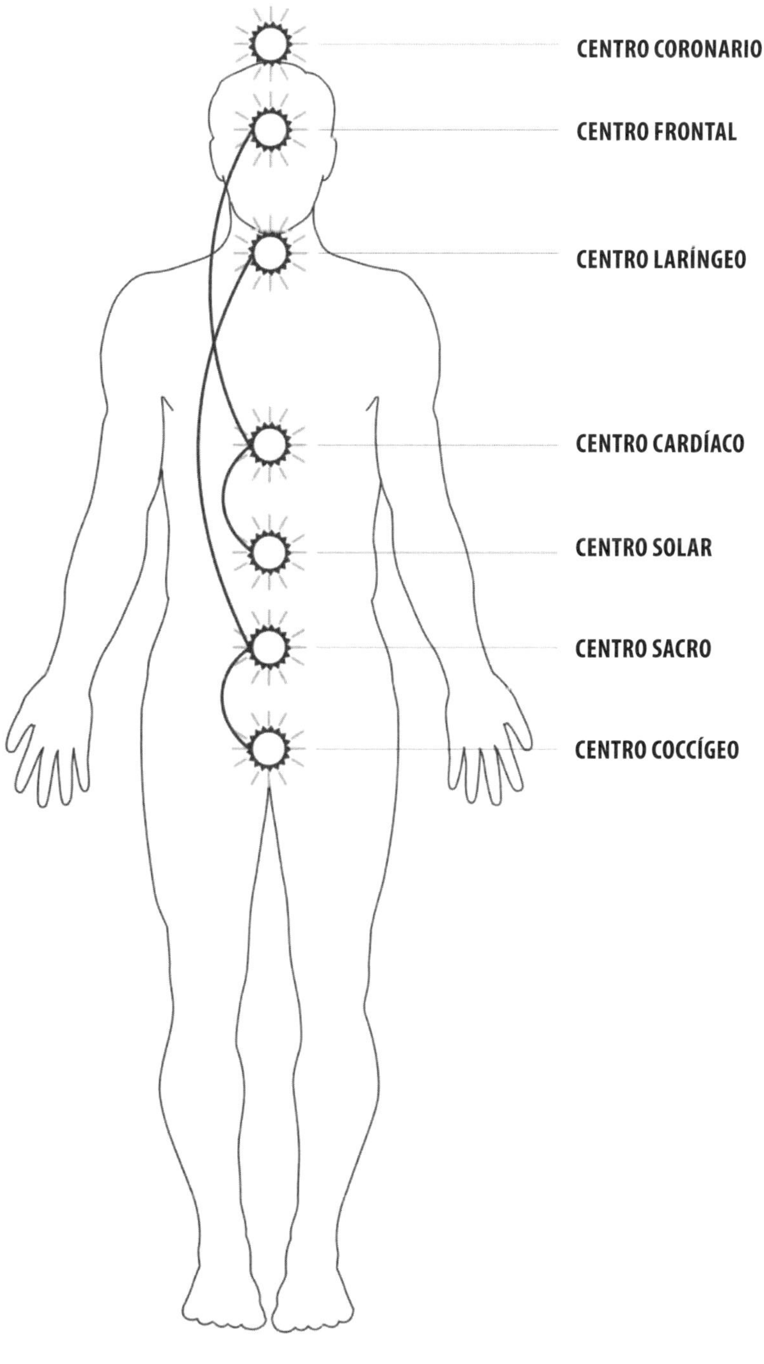

Para que este centro sea más armonioso, debes expresar tu lado creativo. Tu creación puede ser artística, literaria, musical o incluso floral, o puede expresarse en tu trabajo o en una afición; lo más importante es crear tu vida como la quieres. Para profundizar en esta armonía, debes permanecer fiel a tu expresión, ya sea de pensamiento, de palabra o de obra. Ser verdadero significa decir, pensar, hacer y sentir lo mismo al mismo tiempo. Motívate para esforzarte cada día y serás recompensado con creces.

Este centro se llama «la puerta de la liberación». Cuando amas con el corazón y eres fiel a ti mismo, tu energía fluye libremente y se eleva a tu parte más sensible y espiritual representada por los dos últimos centros.

Cuando actúas de forma contraria, es decir, cuando no eres sincero, cuando descuidas la escucha y la manifestación de tus necesidades por miedo, y en este sentido te gustaría que otros satisficieran tus necesidades, bloqueas la energía de este centro vaciándolo de su reserva.

Este bloqueo interfiere directamente con la glándula tiroides, lo que a su vez afecta a todo el sistema nervioso, el metabolismo, el control muscular y la producción de calor del cuerpo. Los problemas del oído interno, la garganta, el cuello y la boca –dientes y mandíbula– también están estrechamente relacionados con él.

El sexto centro se conoce como **frontal** y está situado principalmente encima de la nariz, entre las cejas, lugar que también se conoce como el tercer ojo. Es la fuente de los dones, los poderes paranormales, la intuición, la clarividencia, la clarisintencia y la clariaudiencia.

Su función principal es desarrollar la verdadera individualidad del hombre, es decir, utilizar su intuición para ser más consciente y realizar plenamente su plan de vida. La energía de este centro también nos ayuda a percibir más allá de las apariencias para lograr el amor incondicional hacia todos los que nos rodean. Al mismo tiempo, este centro nos ayuda a saber y sentir si realmente estamos en nuestra certeza ante los acontecimientos y situaciones que vivimos.

Por lo tanto, esta energía se ve obstaculizada cuando utilizamos nuestra intuición para impresionar a los demás, o cuando la bloqueamos dejando que nuestra mente interfiera demasiado en nuestra vida. También se ve afectado cuando nos creemos superiores a los demás (orgullo) y tratamos de convencerlos en lugar de aceptarlos como son.

Este bloqueo afecta a la zona de la nariz, los ojos, los oídos externos –la capacidad de oír–, la frente y la cabeza, a la vez que resulta ser el origen de muchos problemas psicológicos.

El séptimo centro se llama **coronal** y está situado en la parte superior de la cabeza, en la línea del cabello. Es la que nos conecta directamente con la energía solar, también llamada «energía cósmica». Es el centro de la gran iluminación. Su alta frecuencia es la fuente del halo, la aureola que rodea las cabezas de los santos y los seres altamente espirituales. Es habitual que aparezca en algunas reproducciones religiosas.

Este centro nos proporciona la energía para saber y sentir más allá de toda duda que somos DIOS, para experimentar el **YO SOY**, la unión total con todo lo que existe, todo lo que vive. Jesús, ese gran modelo de amor, vino a la Tierra para demostrar y enseñarnos que esa gran unión es posible. **Saber que somos divinos significa recordar que nunca estamos solos, que formamos parte del Gran Todo. Es no tener dudas, es atreverse a manifestar nuestra verdadera naturaleza en cada momento, siendo conscientes de que todos somos esa energía divina que se expresa a través de nosotros, sin importar la actitud o el comportamiento que adoptemos. Es saber que todo lo que vive es DIOS y que la única diferencia entre cada individuo y las demás formas presentes en la Tierra es que algunos saben quiénes son, mientras que otros todavía no**.

Cada vez que te rechazas a ti mismo o cuando estás convencido de que otra persona te rechaza, bloqueas esta energía. Una obstrucción en este centro provoca migrañas y problemas en la piel. Un bloqueo mayor conduce a problemas psicológicos más graves en los que la persona ya no sabe quién es. Algunas personas llegan a creer que son otra persona.

Como puedes ver, la energía del cuerpo humano proviene de muchas fuentes: el agua que bebemos, el aire que respiramos y los alimentos que comemos, pero la mayor parte de nuestra energía proviene de la actividad del cuerpo energético. Esta actividad está determinada por nuestros pensamientos y actitudes. Cuando éstos son beneficiosos para nosotros o para los demás, la energía fluye bien. Cuando no lo están, la energía se bloquea y no se puede utilizar.

En el pasado, pocas personas eran lo suficientemente conscientes como para darse cuenta de que podían cambiar rápidamente sus niveles de energía a través del poder de sus pensamientos. Afortunadamente, la situación es muy diferente hoy en día. Los que todavía creen que todo proviene del mundo físico tienen una mayor necesidad de alimentarse. Cuanto más se eleva una persona en el pensamiento, más se purifica, y menos importante se vuelve su necesidad de alimento.

En resumen, todo lo que existe es energía. Por lo tanto, es esencial que se distribuya de forma justa, es decir, que haya un equilibrio entre dar y recibir. Si das continuamente tu energía a los demás y te niegas a recibirla de vuelta, será difícil lograr la armonía interior. Cuanto más justo y bien distribuido sea el flujo de energía, mejor será el ser humano.

Por otro lado, cuanta más energía pongas en cumplir tus deseos, más rápido se harán realidad. Los que buscan recibir sin esfuerzo ignoran la existencia del poder de la energía.

El intercambio de energía debe estar siempre presente. Una vida de pareja en la que el intercambio de energía es desigual no durará mucho. Los dos socios deben complementarse y no depender el uno del otro. Están juntos para ayudarse y crecer. El mismo principio se aplica entre padres e hijos. Debe haber un intercambio justo de energía. Sus experiencias personales seguramente le han enseñado esto.

El sentimiento, la experiencia y la sensación de vivir en una casa que te han regalado, por ejemplo, nunca será tan satisfactorio como si te la hubieras ganado o construido con tus propias manos. Cuanta más energía se pone en conseguir algo, más valioso se vuelve.

Es una pena que algunas personas crean firmemente que todo es suyo, que todo se puede conseguir gratis. Por eso hay tanto desequilibrio en este caso. Tomemos el ejemplo de una joven con discapacidad. Sentada en su silla de ruedas, está resentida con la sociedad por todos los placeres a los que no puede aspirar en la vida. Le gustaría tenerlo todo. Le gustaría que toda la sociedad se ocupara de ella, además del Estado. La chica se aísla en su silla, creyendo que es lo único que puede hacer. No se da cuenta de que si pusiera energía constructiva, la situación que vive se convertiría en una riqueza interior. Sin embargo, es demasiado egocéntrica y está ocupada albergando odio y rencor contra la sociedad e incluso contra DIOS. Día tras día, se siente cada vez más infeliz y se crea un montón de enfermedades que no hacen más que agravar su minusvalía.

Por otra parte, muchas personas con discapacidad llevan una vida muy activa, por ejemplo, trabajando a diario, desarrollando un talento artístico, practicando deportes, contribuyendo a un grupo social, etc. Hacen lo que pueden, como deberíamos hacer todos. He conocido a varias personas que se vieron obligadas a no realizar ninguna actividad física, pero que se han convertido en un rayo de sol para quienes les rodean. Viven constantemente con alegría y marcan la diferencia en la vida de los demás, especialmente de sus seres queridos. Éstos son buenos ejemplos de intercambio de energía.

EJERCICIOS PARA ASIMILAR ESTE CAPÍTULO

1) Durante los próximos días, tómate unos minutos al final de cada día para comprobar cómo te sientes, cuál es tu nivel de energía.

2) Los días que sientas falta de energía, responde a las siguientes preguntas: ¿Sientes que tu energía se agota por y para los demás? Si es así, ¿por quién y para quién? ¿Estás dispuesto a hacer todo por los demás y, por lo tanto, no tienes suficiente energía para ti? Si es así, estás dando con la expectativa de ser amado y no por amor a ti mismo.

3) Tómate un tiempo para escribir lo que realmente quieres cuando te enfrentes a situaciones que te hagan sentir emocionado y drenen tu energía.

4) A continuación, comparte tu nueva decisión con esas personas, explicando lo que te motiva. Al principio, permítete ser desmañado en la forma de expresarte o de buscar tu necesidad.

5) Ésta es la afirmación que hay que repetir tan a menudo como sea posible:

SOY MÁS CONSCIENTE DEL GRAN PODER DE MI ENERGÍA Y ESTOY APRENDIENDO A UTILIZARLA SABIAMENTE DESARROLLANDO MÁS AMOR HACIA MÍ.

Segunda parte

A LA ESCUCHA DE TU CUERPO MENTAL

Capítulo 9

EGO Y ORGULLO

En este libro hablo a menudo del ego. Pero ¿qué es exactamente el ego? Aquí está mi definición.

A veces llamado el «pequeño yo», el ego es el «yo» que creemos ser. Se forma a partir de la energía mental humana, es decir, de nuestros recuerdos y sobre todo de nuestras creencias. En realidad, el ego es el conjunto de todas nuestras creencias mentales, independientemente de la forma en que se nos presenten y de si son beneficiosas o no. El ego crece a medida que nuestras creencias se multiplican.

Estas creencias buscan dirigir nuestra vida, controlarnos, pues es como si nuestro ego quisiera persuadirse de que es nuestro Dios, nuestro amo. Por lo tanto, cree que está ahí para protegernos, para dictarnos la mejor conducta que tenemos que seguir. Por otro lado, como el ego se basa en nuestras creencias para decidir, y como estas creencias han sido creadas la mayoría de las veces como resultado de una experiencia desagradable, busca motivarnos mediante el miedo en lugar de hacerlo mediante el amor o escuchando nuestras necesidades.

El ego no puede conocer las necesidades del ser porque está formado por materia mental, mientras que las necesidades de nuestro ser surgen exclusivamente de nuestra dimensión espiritual. **El ego no puede resolver nuestros problemas, porque forma parte de cada uno de ellos**.

Con el tiempo, este ego ha crecido hasta tal punto que le hemos permitido poco a poco apoderarse de nuestras vidas, creyendo que nosotros somos el ego, y finalmente dándole el control total de nuestras vidas.

Cuando el ego gobierna nuestras vidas, ya no somos nosotros mismos. Ya no escuchamos nuestras verdaderas necesidades ni vivimos el momento presente. Nos quedamos atascados en el pasado o en el futuro, frenando así nuestra evolución, lo que nos impide abrirnos a lo nuevo.

Siempre que experimentes emociones o la vida te parezca difícil, restrictiva, o te encuentres en presencia de un malestar interior, debes saber que has dejado que tu ego te guíe. Por lo tanto, es importante tomar conciencia de ello lo antes posible para recuperar el control de tu vida, en lugar de dejarte manipular por el ego sin siquiera darte cuenta.

Cuanto más permite una persona que la voz de su ego le invada, más se convence de que sólo él tiene la verdad. Cuando una persona está desesperada por convencer a los demás de lo que cree, esta actitud indica que se cree mejor o incluso superior a los demás, desarrollando así el ORGULLO, que en verdad es aún más dañino que el propio ego.

He aquí un ejemplo que te ayudará a distinguir entre el ego y el orgullo. Un hombre que siempre quiere superarse y es exigente consigo mismo cree que es un error descansar antes de haber completado todas las tareas que ha planeado. Cuando se atreve a tomarse un período de descanso sin haber terminado todo, se siente culpable y teme ser sorprendido por alguien porque su trabajo no está terminado. Así que es su ego el que le impulsa en esta situación. Es imposible que se sienta bien, feliz, orgulloso de sí mismo, porque se enfrenta al miedo y a la culpa que son las consecuencias directas de haber dejado que su ego decida por él.

Sin embargo, el ego se convierte en orgullo cuando impone su creencia y su forma de actuar a los demás o cuando les critica por no hacer nada cuando todavía tienen tareas que cumplir. Así, está convencido de que hace lo correcto, de que tiene LA verdad para todos. Puedes ver que cuando el ego se convierte en orgullo, daña aún más las relaciones.

A muy poca gente le gusta oír hablar de orgullo. Todavía no he conocido a nadie que lo domine por completo. El orgullo es una manifestación de gran temor por uno mismo y también está motivado por la búsqueda de perfección del ser humano. Éste último reconoce la perfección divina en su interior, pero la explota inadecuadamente en el plano material buscando siempre tener razón a costa de los demás.

La persona orgullosa puede reconocerse por la forma en que siempre quiere tener la razón y ganar su caso, y por lo tanto demostrar que los que le rodean están equivocados. Para él, tener razón significa que no ha cometido ningún error y que es perfecto. Por desgracia, su percepción de la perfección es muy diferente a la de los demás. En definitiva, busca ser el único ganador. La fuerza y el poder que parece darle el orgullo son sólo una ilusión, porque en realidad el orgulloso es siempre un perdedor. **Teme constantemente por sí mismo y su mayor temor es el de no ser amado, comprendido y, sobre todo, ser rechazado. Cree firmemente que si es perfecto –según su versión de la perfección– será más estimable y querido**.

Se dice que el orgullo es el mayor azote de la humanidad, que sigue siendo la raíz de las grandes desavenencias en la vida social, de las rivalidades entre los pueblos, de las guerras, de las intrigas, del odio y del rencor hacia nuestros semejantes. El orgullo trae consigo ambiciones de poder, pero también endurece el corazón y nos impide aceptar a los demás tal como son. Por lo tanto, es un gran obstáculo para el verdadero amor, si no el peor. Intentar cambiar a alguien por cualquier motivo es una forma de orgullo. Cuando crees interiormente que estás en lo correcto o tienes razón, y juzgas a la otra persona como estúpida o completamente fuera de lugar, entonces te conviertes en el mayor perdedor de los dos.

Cuanto más dejes que el orgullo se apodere de ti, más caros te saldrán tu amor, tus relaciones, tu salud y tu felicidad. Piénsalo, ¿realmente vale la pena?

El hombre orgulloso es también el que menos se conoce a sí mismo. Está tan lleno de sí mismo que cualquier intento de iluminarle suele ser en vano. No quiere saber nada de las opiniones de los demás y no tolera ninguna contradicción ni discusión. Sin embargo, disfruta de la compañía de la gente que le adula, pero no es consciente de que todo lo que hace, con el secreto deseo de ser aplaudido y glorificado, acaba siendo contraproducente.

Ésta es la razón por la que muchas personas inician acciones con buenas intenciones, pero éstas se vuelven en su contra en el momento en que el orgullo ha conseguido imponerse en el camino.

Hay dos formas de orgullo: **mental** y **espiritual**.

El orgullo mental es característico de la persona que cree saberlo todo. En cuanto alguien cuestiona sus conocimientos, aflora su orgullo y comienza un largo período de obstinación para intentar que la otra persona entienda su punto de vista y lo acepte. Se nota en su forma de ser y de comportarse. Habla en voz alta, rápida y urgentemente. Quiere tener tanta razón que hará lo que sea necesario para conseguirla, incluso hasta que la otra persona finalmente diga: «Ah, lo entiendo, tal vez tengas razón después de todo». Finalmente cree que ha ganado, cuando en realidad ha perdido.

Otro rasgo típico del orgulloso del tipo mental es el uso habitual de la frase: «Lo sabía, estaba seguro». Cree que lo sabe todo. Si realmente lo sabe todo, ¿por qué tiene que mencionarlo? ¿Con qué frecuencia dices esta frase? Lo más importante en una situación así es que lo sepas. El resto es irrelevante. En otras palabras, ¿por qué la gente necesita saber que lo sabías? ¿Qué diferencia hay en tu vida?

Si te preguntaran: «¿Lo sabías?», sería diferente, porque tendrías que responder a una pregunta. La necesidad de responder por adelantado, sin que se te pregunte, siempre está motivada por el orgullo.

El orgullo hace que te resistas a todas las transformaciones interiores. Intenta continuamente impedir que veas a DIOS en cada ser humano, que hagas actos de perdón, que expreses tus sentimientos o emociones con amor. También te impide ser sincero y abrirte a lo nuevo, ya sea a través de libros o talleres de desarrollo personal.

Si actualmente guardas rencor contra alguien y no puedes reconocer el amor, la buena intención o el miedo en sus acciones o palabras, será una señal de que estás dejando que tu orgullo se interponga. Probablemente tus pensamientos serán algo así: «Pero, vamos, si le perdonara, eso significaría que él tenía razón y que yo admito que me he equivocado».

Y ahora hablemos del orgullo espiritual. La diferencia entre el orgullo mental y el orgullo espiritual es que el mental tiene que ver con el conocimiento, mientras que el espiritual tiene que ver con «ser», con el YO SOY. Paradójicamente, cuanto más desarrollo personal hace una persona, más consciente se vuelve, y mayor es el peligro de permitir que el orgullo espiritual se apodere de ella. Esta persona empieza a sentirse superior a los demás: «Yo soy mejor que tú» o «Ella no está tan evolucionada como yo». Estos pensamientos son el fruto del orgullo espiritual. He conocido a varias personas que han alcanzado un buen nivel de evolución, pero cuando empezaron a querer estar al servicio de los demás, se dejaron llevar por su orgullo espiritual y todo se volvió en su contra.

De ahí la importancia de tener cuidado, sobre todo a medida que vamos siendo más conscientes. El hecho de que creas que has alcanzado un rango superior en relación con otra persona en términos de tu evolución no significa que el *ser* de la otra persona sea inferior al tuyo. Sólo su grado de conciencia está en un nivel diferente. La pureza de su alma sigue siendo tan perfecta como la tuya; sólo difiere la expresión.

Si consideras que los demás son más pequeños que tú, y por lo tanto inferiores, es como si te compararas con un elefante y denominaras a los demás «gatos». ¿Es realmente más valioso un elefante que un gato como animal? Ya ves, esto puede convertirse en un pequeño juego muy peligroso. Es como decir que tú eres DIOS y el otro no. La gran ley espiritual es ver lo divino en todo, especialmente en cada individuo.

Lo que realmente dificulta el control del orgullo es que, en cuanto una persona se deja llevar por él, tiende a sacar el orgullo de la otra. Cuando dos personas orgullosas chocan, el resultado inevitable es una batalla de egos entre ambos. Sin embargo, nadie gana realmente.

La mejor manera de aprender a controlar tu orgullo, cuando te enfrentas a alguien que quiere tener razón, es evitar ser terco. Acepta que, por el momento, esta persona tiene una verdad que es importante para ella. Su verdad es tan verdadera e importante para ella como la tuya para ti. ¿Quién tiene razón? Ambos, sin duda. Depende de la percepción que se tenga.

En resumen, aceptas en tu corazón que el otro tiene razón y que tu verdad es tan relevante como la suya. Lo que te sugiero que digas en general es: «Acepto tu punto de vista aunque difiera del mío y aunque no lo entienda. Reconozco que este punto de vista es importante para ti. ¿Podemos aceptar que no estamos de acuerdo?». La otra persona se quedará atónita. De nuevo, la persona orgullosa siempre quiere ganar, tener la razón y hacer que la otra persona parezca que acaba de perder. Pero ante esta respuesta, se encuentra en una situación en la que acepta su verdad, mientras se da cuenta de que la otra persona no ha perdido. De este modo, mantendrá sus posiciones y evitará la sumisión.

En pocas palabras, si cambias tu punto de vista para caer bien o para evitar una discusión, se convierte en sumisión. Al final, ambos salen perdiendo: tú con tu sumisión, porque sientes que te han quitado la energía, y el otro con su sensación de ser un ganador, cuando es un perdedor. Esta sensación instantánea le da, por supuesto, cierto poder, pero en el sentido equivocado.

La persona orgullosa tiene la sensación de una inyección de energía cuando gana, pero esto es siempre temporal, incluso perjudicial. Así que se ve obligado a seguir ganando para sentirse con energía, a costa de los demás. Pero lo que no sabes es que al dejar que tu orgullo te gobierne, tu ego acabará drenando tu energía. Por el contrario, debes obtener tu poder de tu interior y no de los demás. Cualquiera que piense que está ganando con su orgullo es automáticamente un perdedor.

Lo contrario del orgullo es la humildad. Sin embargo, ten cuidado porque muchas personas se consideran humildes para ocultar un miedo, cuando en realidad están siendo débiles. Tienen tanto miedo a equivocarse que se someten de buen grado, aunque no estén de acuerdo. Si se les da poder, se transforman al instante. La humildad desaparece milagrosamente... Esto se llama falsa humildad.

También hay una categoría de personas que tienden a menospreciarse, incapaces de aceptar sus talentos y cualidades. Se avergüenzan cuando alguien les hace un cumplido. Se puede decir que actúan con humildad. Sin embargo, debes saber que esto también es una falsa humildad y que, entre otras cosas, es una forma de orgullo. Cuando este tipo de persona dice: «No, no soy tan bueno, tú eres mucho más hábil que yo», en realidad está buscando un cumplido.

La actitud preferible es compararse con alguien mejor que uno mismo en un área determinada, sin sentir envidia ni celos, y dándose cuenta de que esa persona simplemente está más en contacto con su poder interior. Esto hace que sea más fácil aceptar que cualquier persona es tan perfecta como tú y que tienes mucho que aprender de los demás.

El orgullo a menudo engendra hipocresía, vanidad, búsqueda de poder y muchos otros estados dañinos del ser. Deberías ser capaz de reconocer dos formas de hipocresía: la del gran hombre que pretende ser ordinario y la del hombre ordinario que pretende ser grande. Ambos nos confunden: uno por falsa humildad, el otro por vanidad.

Si el hombre orgulloso que se niega a observar dónde está parado supiera lo que le espera después de su muerte… ¡y por lo tanto lo que tendrá que vivir entre sus dos vidas y lo que está creando para la siguiente! El espiritismo no es el objetivo de este libro, pero esta toma de conciencia invita a la reflexión. En este caso, es importante empezar a controlar el orgullo hoy para ser más conscientes de lo que nos motiva. De nuevo, ¿se trata de la búsqueda de la gloria a toda costa o de ser reconocido como el mejor por los demás? Si es así, todo se vuelve contra ti. ¿Es realmente tan importante tener siempre la razón? Fíjate en el coste que supone para ti.

¿Ayudas a alguien con la esperanza de que te diga que eres fantástico y generoso? ¿Esperas que la ayuda que prestas se grite a los cuatro vientos? ¿Muestras desinterés, cuando en realidad anhelas la gloria y el reconocimiento? ¡Mírate! Pongamos el ejemplo de que has ayudado a alguien dándole apoyo moral y buenos consejos. Les contó a todos cómo había tomado las riendas de su vida y cómo sus acciones habían provocado muchos cambios y éxitos en su vida. ¡Todo esto sin mencionar tu ayuda! Decepcionante, ¿verdad? Incluso le juzgas por ser ingrato y poco agradecido. ¿Habrías preferido que dijera que fue por ti? Si es así, es una forma de orgullo. Es una falta de confianza en sí mismo buscar el reconocimiento a toda costa. Es normal y humano que nos guste que nos reconozcan, pero no debemos buscar este estado a toda costa.

Piensa en tu ego como una entidad externa que sólo trata de influir en ti para tener razón. El ego se manifiesta como esa voz en tu cabeza que no deja de molestarte. Decide ahora mismo que quieres gestionar tu vida por ti mismo y no dejar que esta entidad invasora lo haga por ti. Es como dejar que otro decida siempre por ti.

Te invito a que encuentres un nombre para esta voz del ego / orgullo que te habla constantemente y te hace resistirte a la vida –al igual que encontraste un nombre para tu superconciencia–. Por mi parte, sugiero CANTA. Cada vez que sientas su presencia en ti y sospeches que quiere crear confusión interior, dile esto: «CANTA, sé que quieres apoyarme, que estás convencida de que tienes razón, pero ahora mismo quiero vivir algo diferente. Quiero vivir mi vida sin miedo ni culpa, así que no te preocupes, soy capaz de afrontar las consecuencias».

Verás que recuperar tu poder tiene efectos sorprendentes. Cuando el ego se apodera de ti, ya no eres tú mismo, no expresas a tu Dios interior que busca por todos los medios hacerte vivir en el amor. El ego sólo tiene un objetivo: mantenerte con miedo e influenciarte porque está convencido de que tiene razón y de que te está ayudando con sus palabras y creencias. Depende de ti resistirte a ello.

Sin embargo, debes estar preparado para que tu ego haga todo lo posible por sobrevivir. Te atormentará desde el momento en que decidas controlarlo y te atacará aún más durante las primeras semanas después de tomar la decisión. Según mi experiencia y observación, si decides someterlo ahora, las tres primeras semanas serán las peores. Después de eso, la resistencia de tu ego comenzará a ceder y todo será más fácil. Como resultado, finalmente podrás recuperar tu poder, el verdadero poder.

También debes ser consciente de que el ego vive en un miedo constante. Compáralo con una persona que viene a tu casa continuamente y que con sus palabras te hace sentir culpable y alimenta tus miedos. Está convencido de que te está ayudando al imponer su forma de pensar y actuar. Por otra parte, si te has acostumbrado a que te molesten a cualquier hora del día, es normal que se sientan como en casa.

Si decidieras no escuchar a esas personas y, sobre todo, a no actuar como ellas quieren que lo hagas, seguro que se asustarían. De hecho, sentirían que pierden su territorio, un lugar donde pueden desahogarse y, sobre todo, sentirse importantes. Esas personas volverían a ti usando todos los medios posibles para convencerte de que cambies de opinión, mientras quieren verificar la verdad de tus palabras.

Lo mismo ocurre con el ego. Durante un tiempo, hará todo lo posible para sobrevivir, para comprobar si realmente puedes decidir por ti mismo. Cuando se dé cuenta de que todo te va bien y de que parece que puedes afrontar las consecuencias de lo que teme, irá disminuyendo su intensidad. Todavía debes estar atento y permanecer firme y alerta para convertirte en tu propio dueño. Sobre todo, debes recordar su buena intención, pues está convencido de que te ayudará a sufrir menos si le escuchas. Además, debes tranquilizar a tu ego diciéndole que estás preparado para asumir las posibles consecuencias derivadas de tus nuevas decisiones y formas de vida.

Es importante que todos sean más conscientes, porque el ego ha sido dominante en el hombre durante demasiado tiempo. Es bien sabido que el ego no puede desecharse fácilmente de la noche a la mañana, cuando ha existido durante generaciones y vidas. Conseguimos liberarnos poco a poco de él realizando actos de amor, consiguiendo así pequeñas victorias en nuestra vida cotidiana.

El ego / orgullo es la exaltación de tu yo inferior, que representa tu personalidad, en oposición al YO, que es tu yo superior, tu individualidad. A medida que desarrolles tu individualidad, tu ego perderá poder y control sobre ti.

Es posible que te molestes al leer esto, al darte cuenta de que tu ego es mucho más grande y que eres mucho más orgulloso de lo que pensabas. No te juzgues con demasiada dureza. Mi objetivo no es hundirte, sino ayudarte a ser más consciente de que es precisamente ese ego el que te ha impedido amarte de verdad hasta ahora.

Se cobra un alto precio, no sólo en las relaciones sino también en el plano físico. Las consecuencias físicas del endurecimiento del corazón se traducen principalmente en esclerosis múltiple y problemas articulares de la cabeza a los pies, y en particular en la zona del cuello y las rodillas. Lo ideal para todos nosotros sería dejar que nuestro corazón dirija nuestra vida y empezar a amar ahora, siendo menos duros con nosotros mismos y con los demás.

Nuestra dimensión mental debe utilizarse para elevar nuestra alma, para purificarla, y no para rebajarnos a nosotros mismos y a los demás. Ten la seguridad de que los actos de sencillez y sinceridad tienen el poder de hacerte experimentar un sentimiento de felicidad mucho más intenso que el de querer tener siempre la razón.

Después de leer esto, si ves que algunas ataduras no se han cortado con tus padres, y sigues siendo reacio a hacerlo, esto podría ser seguramente un signo de orgullo. Perdonarse y hacer un acto de amor hacia el otro no es lo mismo que perder o ganar. Las personas unidas por este cordón son tan perfectas como saben serlo en cada momento. Cada uno actúa según su conocimiento y conciencia. El amor simplemente se manifestó de manera equivocada en ese momento. Para empezar de nuevo, una persona debe abrir su corazón y dejar de lado el orgullo. Éste es el mayor bien que podemos hacer por nosotros mismos y por los demás, porque al proyectarnos en nuestro corazón ayudamos a la otra persona a proyectarse en él.

Todo vuelve al amor. Cada acto de amor verdadero ayuda a resolver situaciones difíciles y transforma nuestra vida en una multitud de pequeñas y grandes alegrías. El amor tiene un gran poder curativo, física, emocional y mentalmente. Nos ayuda a tomar conciencia de que todos somos seres espirituales.

Recuerda que detrás de cualquier orgullo siempre se esconden muchos miedos. El más importante es el de no ser amado, que da lugar a muchos otros miedos como el de ser rechazado, juzgado, criticado, no estar a la altura, sentirse ridículo, perder a alguien o algo.

Si una persona orgullosa se acerca a ti, trata de percibir todo el dolor y el miedo que está experimentando y que se esconde detrás de su comportamiento dañino. Esta persona puede intentar cambiarte, asustarte con sus actitudes cortantes y autoritarias. Pero no dejes que esto te impresione o intimide. En realidad, está tan asustada como tú, aunque no lo demuestre. No intentes responderla en el mismo tono con tu cabeza, tu ego. Al sentir su dolor, podrás llegar a su corazón.

EJERCICIOS PARA ASIMILAR ESTE CAPÍTULO

1) Escribe todo lo que recuerdes sobre situaciones embarazosas en los últimos días con tal o cual persona, ya sea de pensamiento, palabra o hecho.

2) Comprueba cuántas veces se ha manifestado tu orgullo hasta el punto de menospreciar a la otra persona o tratar de hacerla sentir inferior. Puede tratarse de orgullo mental, como «Yo sé más que tú», o de orgullo espiritual, como «Yo soy mejor que tú». Sin embargo, ambas formas de orgullo rara vez se expresan con estas palabras, sino que están implícitas en otros comentarios como «Por qué no puedes hacer…, es tan sencillo». Sé sincero contigo mismo, nadie

necesita saber lo que está escrito en el papel. Debes saber que este ejercicio no pretende que te sientas culpable, sino ayudarte a tomar conciencia y a darte cuenta de dónde estás ahora y qué decisión piensas tomar en el futuro.

3) Reflexiona también sobre lo que te ha costado en términos de salud, paz interior, relaciones, felicidad y amor a los demás. ¿Estás dispuesto a seguir pagando ese precio, a sacrificar tu felicidad? Si has llegado a esta página en tu lectura, significa que estás dispuesto a tomar las riendas de tu vida, a escuchar tus verdaderas necesidades. Cuidar tu orgullo es una necesidad fundamental.

4) El siguiente ejercicio se considera más difícil de hacer, pero representa una enorme victoria sobre el ego, sobre tu orgullo. Así que plantéate una situación cada vez y queda con la persona involucrada. Explícale lo que acabas de comprender; que tus miedos y tu orgullo se impusieron en ese momento. Dile que en realidad no eras tú el que hablaba, que no era tu corazón sino el ego el que tomaba el control. Dile que ahora has decidido hacerte cargo de ti mismo y que tendrá que ser paciente e indulgente contigo durante el tiempo de tu transformación. Este nuevo acto de amor te ayudará.

5) Repite la siguiente afirmación tantas veces como puedas:

ME ACEPTO CON MI EGO Y LO VEO DISMINUIR DÍA A DÍA AL RECONOCER LA PRESENCIA DE DIOS EN MÍ Y EN TODOS LOS QUE ME RODEAN.

Capítulo 10

EL BIEN Y EL MAL

Desde el principio de los tiempos, el concepto del bien y del mal ha gobernado el mundo. Este concepto es una creación de nuestro ego, que está formado por materia mental, es decir, nuestra parte humana. Lo que se considera malo proviene de un *miedo* y cada miedo está ligado a nuestras creencias, que representan nuestro ego. Si identificamos algo como malo, automáticamente se convertirá en malo para nosotros; de ahí el dicho: *Te conviertes en lo que piensas*. Para otra persona, sin embargo, este mal puede ser interpretado como un bien. Así, una misma cosa se convierte en buena o mala según la percepción que cada uno tenga de ella.

En realidad, todo lo que se considera malo forma parte del gran plan divino y se utiliza en la Tierra para ayudar al hombre a evolucionar y a tomar decisiones.

He aquí un ejemplo de un individuo que corre por la mañana bajo la cálida luz del sol al final del invierno. Está corriendo sin camiseta. Para él, esto se considera algo bueno y beneficioso. A pesar del frío, le gusta sentir el sol en su cuerpo. Mientras corre, el frío no le alcanza y se siente vigorizado, con energía para el día. Sin embargo, si se cruza con un peatón, éste puede reaccionar con asombro exclamando: «¡Dios mío, qué miedo! Se va a resfriar». Su reacción indica que si lo hiciera, aunque fuera por unos instantes, contraería inmediatamente la gripe. Ha llegado a la conclusión en su cabeza de que está mal y no es apropiado hacerlo, porque eso es lo que cree su ego.

Hay muchos ejemplos de lo bueno y lo malo. Sabemos que es bueno hacer ejercicio. Así que si es bueno, debe ser aún mejor hacer más... ¿No? En realidad, todo el mundo sabe que el ejercicio excesivo puede ser perjudicial y peligroso.

Por lo tanto, debemos concluir que el bien y el mal son, en última instancia, sólo una concepción humana. ¿Cuántas horas al día dedicas a gestionar tu vida en función de lo que consideras correcto o incorrecto? ¿Cuántas veces te impides hacer lo que quieres porque crees que está mal o porque te preocupa lo que dirán o pensarán los demás? Negarnos a nosotros mismos las cosas que queremos hacer nos lleva a volver a caer en los viejos hábitos. Al reaccionar así, nos dejamos controlar por la noción de lo correcto o lo incorrecto, que proviene de las creencias de nuestro ego.

Igual que aceptar que se recomienda desayunar bien por la mañana porque se dice que es la comida más importante del día. ¿Pero de dónde viene esta creencia? Probablemente era muy bueno para las generaciones anteriores, porque nuestros antepasados, que vivían en granjas, tenían que levantarse muy temprano, incluso antes del amanecer. Es evidente que hacia las siete u ocho de la tarde sentían la necesidad de una buena comida. Hay que recordar que estas personas creían que su energía provenía de los alimentos y más aún de las comidas abundantes. No sabían que la energía podía adquirirse a través del pensamiento.

Por nuestra parte, simplemente hemos seguido aceptando este principio, como hicieron nuestros padres, abuelos y antepasados. Para algunas personas, puede ser esencial desayunar al levantarse, mientras que para otras es todo lo contrario. Si comemos por la mañana, cuando el cuerpo no ha asimilado del todo la comida del día anterior, le estaremos exigiendo demasiado. Lo obligas a digerir, asimilar y eliminar el exceso de lo que ni siquiera pidió.

¿Te dejas perturbar por un sinfín de situaciones que te generan muchas emociones, miedos y culpabilidad? Esto se debe a que mentalmente estás escuchando el sistema de valores creado por tu ego que etiqueta ciertas cosas como incorrectas. Cuando tienes pensamientos o haces cosas que crees que están mal, es normal que te atormentes por dentro.

Las palabras *pecado*, *Satanás*, *diablo*, *demonio* son creencias del ego, pues DIOS es amor. Él es perfecto y está en todas partes. Y si Él está en todas partes, ¿dónde está Satanás? ¿Es posible que la mitad del cosmos tenga un DIOS y la otra mitad sufra a Satanás? ¿Qué sucede entonces cuando por un lado se acepta el concepto de que DIOS está en todas partes y por otro lado se cree en la existencia de Satanás? Cuidado con la gente que habla de «diablo», «pecado» e «infierno». Intentan inculcarte nociones de miedo. ¿Dios está tratando de asustarte? No. Es justo y acepta a todos como son, con sus puntos fuertes y sus puntos débiles.

Todos necesitamos y queremos vivir en armonía y paz, libres de cualquier noción de miedo. La única vez que un individuo tiene que pagar un precio por algo es cuando rompe las leyes naturales que rigen el cosmos. El efecto o las consecuencias de nuestros pensamientos no son ni el pecado ni el mal. Este concepto es simplemente la ley de CAUSA Y EFECTO, esa gran ley que fue creada para ayudarnos a ser más conscientes y tomar decisiones inteligentes. **En la vida no hay errores, sólo experiencias para aprender a querernos tal y como somos.**

La palabra error es otra invención del hombre. Si las palabras *Satanás*, *pecado*, *maldad*, *error*, *engaño* y otras tantas no estuvieran en el diccionario, ¿pensarías en ellas? ¿Les darías alguna importancia? Todo este vocabulario ha sido inventado y aceptado durante demasiado tiempo.

Por influencia de su ego, algunas personas, que creían conocer las grandes leyes naturales mejor que el propio DIOS, comenzaron a decretar sus propias leyes. Así, en el transcurso de cientos de años, la sed de poder humana se ha apoderado de la gente. Los valores, los métodos, los hábitos y los principios se han vuelto tan numerosos entre ellos que se han vuelto impotentes, incluso incapaces de dirigir sus propias vidas.

Es el momento de detenerse y examinar sus valores. ¿Siguen satisfaciendo sus necesidades? ¿Aún crees en ellos? ¿Actúas por miedo, para complacer a los demás o para ser como ellos? ¿Te hacen feliz? La presencia de valores, métodos, hábitos y principios indica que la noción de lo correcto y lo incorrecto está bien establecida y que dejas que gobierne tu vida. Si éste es tu caso, limita la realización de tus deseos y provoca frecuentes luchas internas. De hecho, te impides continuamente tener deseos: «No debes, no está bien». «Es egoísta querer esto para mí…». Esta forma de pensar en realidad te aprisiona en la culpabilidad.

Éste es el gran síndrome de las personalidades fuertes, las que se niegan a dejar que su niño interior manifieste sus deseos. Hacen creer fácilmente que están llenos de nociones, de conceptos.

Por ejemplo, creen que son mejores que los demás y, por tanto, suelen querer cambiar el comportamiento o los pensamientos de los demás. Su noción de lo correcto y lo incorrecto está demasiado arraigada en ellos y por eso les resulta muy difícil aceptar a los demás tal y como son.

La verdad es algo muy relativo; es otra concepción humana. Cada uno está convencido de tener la verdad según su nivel de evolución y conocimiento. Así que la verdad de una persona es tan buena como la de otra. Sigue el desarrollo de cada individuo, por lo que en lugar de intentar cambiar a todo el mundo, aceptémoslo tal y como es en su verdad. **Cada nueva experiencia se convertirá en un nuevo aprendizaje y, por lo tanto, en una modificación, en una progresión que lleva a la evolución. Éste es un buen ejercicio para reducir el dominio del ego**.

Cuanto más importante sea para ti tu noción del bien y del mal, más rígido te volverás contigo mismo y con los demás, sin necesariamente darte cuenta. Si éste es el caso, seguro que estás perdiendo buenas oportunidades de pasar momentos felices. Estás tan ocupado juzgando y criticando a los demás y a ti mismo que llevas anteojeras y ya no puedes determinar lo que sería beneficioso para tu propia vida. ¿Qué le ocurre a una persona en este tipo de situación? Sienten poco bienestar y sus momentos emocionales son frecuentes y continuos.

Si evalúas que algo te parece bueno y alguien de tu entorno está convencido de lo contrario, ¿no te sentirás decepcionado, defraudado, frustrado? ¿No te sientes enfadado? ¿No intentas convencer a esta persona de que cambie su punto de vista? Esto es una señal de que estás haciendo lo mismo. ¿Cuáles son tus reacciones cuando haces algo que consideras incorrecto? No te aceptas a ti mismo, te enfadas contigo mismo y tratas de cambiarte. Vas en contra de la gran ley del amor que dice que debemos aceptarnos en todos nuestros estados del ser, sin excepción, sean positivos o negativos.

Has elegido tu forma de vida, incluyendo tus hábitos actuales, porque creías que eran buenos, y en ese sentido bien fundados y beneficiosos para ti. Pero ¿realmente eres el autor de esta decisión? ¿O estabas bajo algún tipo de influencia?

Tomemos el ejemplo del sueño. Se dice que lo ideal es dormir ocho horas por noche. ¿Quién lo ha decidido? ¿Cuántas horas de sueño necesitas personalmente por noche? Tu cuerpo simplemente tiene que dormir cuando tiene sueño, no cuando tu reloj dice que debe hacerlo. Muchas personas se acuestan regularmente a la misma hora cada noche, convencidas de que necesitan un número fijo de horas de sueño. Hoy en día, esto ya no es así porque cada día es diferente. Por lo tanto, la necesidad de dormir varía en función del tipo de actividad relacionada con el gasto de energía.

Antes, la mayoría de los campesinos sabían con un año de antelación lo que tenían que hacer. Debido a las estaciones, sus vidas eran como un reloj. Se acostaban muy temprano, se levantaban muy temprano y trabajaban muy duro físicamente. Así que necesitaban una buena cantidad de sueño. Muchas personas, aunque no les gustaría volver a esa época, siguen viviendo según el estilo de vida de entonces, igual que sus padres y abuelos. No tienen en cuenta su modo de vida actual. Por eso persisten tantos conflictos tanto internos como externos. Ésta es la importancia de vivir en el presente y no en el pasado.

Antes de acostarte, sería prudente y adecuado que te preguntaras si realmente tienes sueño. Si te sientes cansado, no necesariamente necesitas dormir, sino descansar. En este contexto, elige una actividad que consideres relajante. Puede ser escuchando música, tomando un baño caliente a la luz de las velas, relajándote, dando un paseo, haciendo un sudoku o incluso bailando. En realidad, sólo tú sabes lo que más te relaja, lo que te ayuda a dejar atrás las preocupaciones.

Cuando estás cansado, sabes que necesitas descansar. Cuando necesitas dormir, es decir, cuando tus ojos se cierran solos, es señal de que es hora de ir a la cama. Cuando tienes hambre, comes. **Esto es escuchar las necesidades de tu cuerpo. Permanece atento a tus necesidades naturales y no a los principios y hábitos de los demás o para complacerlos.**

Lo mismo ocurre cuando te despiertas. Cuando, por ejemplo, tu cuerpo te despierta a las seis de la mañana y no tienes suficiente sueño para volver a dormir, ¿qué haces? ¿Insistes en quedarte en la cama porque crees que es demasiado pronto para levantarte o porque no has dormido tus ocho horas habituales? En este caso, no estás escuchando las necesidades de tu cuerpo. Si te despierta, es que es hora de levantarse. Por lo tanto, lo mejor es aceptar este hecho y dedicarte a tus asuntos. Siempre puedes volver a la cama o relajarte si en algún momento te sientes cansado. Sin embargo, es probable que tengas energía durante todo el día si has dormido lo suficiente durante la noche. Cuando duermes más horas de las que tu cuerpo necesita, puedes sentirte rígido, dolorido o incluso tener dolor de espalda. Como resultado, tendrás problemas para pasar el día.

Puede que te hayas dado cuenta de que la mayoría de la gente que te rodea ha adoptado un montón de hábitos sin pensar en si son buenos o no para ellos. Éstos son algunos de ellos: sentarse en el mismo sitio en la mesa, comer a las mismas horas, dormir en el mismo lado de la cama, ir a los mismos centros de vacaciones, ir a los mismos restaurantes, hacer las tareas domésticas o la compra el mismo día de la semana, visitar a la familia todos los domingos, llamar por teléfono a tu madre una vez al día, etc. Algunas personas incluso han adquirido la costumbre de quejarse cuando se les pregunta por ellas.

¿Siempre les dices a tus hijos lo que deben o no deben hacer y por qué? ¿Te quejas con tu pareja cada vez que estáis juntos? ¿Sigues diciendo que la vida es injusta o aburrida? Mírate a ti mismo. Mírate con atención. ¿Cuáles son tus hábitos? Si no lo sabes, pregunta a tus allegados.

Cuanto más larga sea la lista, más demuestra que la noción de lo correcto y lo incorrecto está profundamente arraigada en ti. Si aprendes a ser más flexible, aceptando la idea de que no existe lo correcto o lo incorrecto, llenarás tu vida con una variedad de experiencias que te enseñarán y te llevarán a cosas gratificantes.

Cometer un asesinato o demostrar violencia puede calificarse de malo a tus ojos, pero nunca debes juzgar a nadie. Las personas que resultan ser víctimas o asesinos tienen algo que aprender de estas experiencias. No te corresponde a ti ni a nadie juzgar y decidir por ellos. Sólo la persona afectada sabe lo que está experimentando en su interior. Los que actúan en contra de las grandes leyes naturales, como las del amor y la responsabilidad, entre otras, aprenderán que la gran ley del retorno les hará cosechar lo que han sembrado. Así que no nos corresponde condenarlos.

Sin embargo, es importante saber que siempre cosechamos según nuestra motivación y no según el acto en sí, sea o no agradable.

Una de las causas importantes que mantienen a la gente en la noción del mal es la búsqueda exagerada de la perfección. Muchos creen que ser perfeccionista es una cualidad, pero querer ser perfectos en todo suele jugarnos malas pasadas. La búsqueda de la perfección es a menudo demasiado idealista. ¿Sabías que lo contrario de la palabra «ideal» es la palabra «realidad»? Por eso el perfeccionista-idealista resulta ser un eterno insatisfecho, porque no es realista en sus exigencias hacia sí mismo y hacia los demás. Tienen grandes dificultades para aceptarse a sí mismos. A sus ojos, nada es lo suficientemente perfecto. Este estado de ánimo también puede convertirlo en un gran pesimista.

Si te reconoces en esta descripción, retrocede un poco y haz un balance de lo que consideras tus «errores». ¿Estabas al tanto de ellos en ese momento? ¿O te has dado cuenta más tarde de que podrías haber conseguido mejores resultados si tus acciones hubieran sido diferentes, más reflexivas? En el momento de la acción, estabas seguro de que tu forma de actuar era la correcta. Entonces, ¿por qué culparte a ti mismo? Lo mismo ocurre con todos los individuos de este planeta. En cada momento de la vida, cada uno actúa lo mejor que puede según sus capacidades físicas y psíquicas.

Esto es lo que significa ver el poder divino en cada persona. La perfección sólo existe en el plano divino. Es utópico creer que una cosa o una acción puede ser perfecta en el mundo material. Todo depende del punto de vista de cada uno. Sin embargo, desde el punto de vista divino, siempre somos tan perfectos como es posible ser en cada momento, porque cada acción, cada experiencia nos enseña lo que necesitamos según nuestro plan de vida.

Algunas personas pierden el control de sí mismas. Se obsesionan con algo o alguien que les lleva a cometer actos atroces, como el asesinato. Pero en el momento del acto, hay que reconocer que la persona no era realmente ella misma. Él o ella estaba bajo la influencia de una fuerza invisible, creada en el curso de su vida por el odio, que fue causado por una gran falta de amor. Por lo tanto, esta experiencia debe ayudar a esa persona a tomar conciencia de la urgencia de volver a amarse a sí misma y a los demás. Esto forma parte de su aprendizaje terrenal.

Cuanto más te conviertas en el dueño de tu vida, menos personas, eventos o vibraciones externas podrán influenciarte. Esto es lo que llamo falsos maestros, el tema del próximo capítulo. Es posible que hayas vivido una situación en la que digas: «No sé qué me pasó, no pude evitarlo, tuve que hacerlo» o «Sucedió por sí solo, a pesar de mí». No eres el único que tiene este tipo de experiencias. No se debe juzgar a la persona que se enfrenta a estos trastornos. **Es mucho más agradable y saludable aceptar que cada cual, en cada momento de su vida, es todo lo perfecto que puede ser**.

Cada vez que te culpas por no hacer algo tan perfecto como hubieras querido, estás actuando como un niño de seis años que se culpa por no poder escribir tan bien como su hermano de quince. Cuanto más te culpes, más repetirás el mismo escenario.

Sólo en la aceptación es posible la transformación.

Si haces todo lo posible y aceptas que eres todo lo perfecto que puedes ser en un momento dado, las consecuencias serán necesariamente más fáciles de soportar. Sin embargo, cuando sigas actuando voluntariamente de la misma manera, y un día te des cuenta de que ya no puedes soportar las consecuencias, tomarás nuevas decisiones y adoptarás nuevas actitudes. Así es como nos volvemos más y más inteligentes en la vida; tomamos decisiones que nos benefician en lugar de lo contrario. También es una gran prueba de amor propio.

Cada día tu vida te ofrece nuevas experiencias para que puedas aceptar tu perfección del momento. Cuando aceptes esta noción para ti, también la aceptarás para los demás. Dejarás de condenar, juzgar, criticar o guardar rencor. ¡Qué gran paz interior vas a experimentar por fin! ¿No es eso lo que todo el mundo desea? Como ves, todo está diseñado para transformar tu vida a mejor.

He aquí una forma útil de averiguar si el bien y el mal dirigen tu vida. Cuando te das cuenta de situaciones en las que dices o piensas: «Debo» o «No debo», has de saber que estas palabras no vienen de ti, sino de CANTA. Digamos que trabajas durante toda la semana. Llega el sábado y te dices: «Hoy tengo que cortar el césped». A partir de ese momento, esta tarea se convierte en un trabajo.

Cuando te oigas decir estas cosas, detente un momento y hazte esta pregunta: «¿De verdad quiero cortar el césped hoy? Si lo hiciera otro día, ¿cuánto me costaría, cuáles serían las consecuencias?». Puede ser que el coste sea demasiado elevado, porque quizá no tengas tiempo hasta la semana siguiente y no te guste la idea de ver un césped menos cuidado. En tal situación, será más fácil que decidas hacer la tarea en el día porque es lo que te hace sentir mejor. Aunque no sea tu preferencia, es tu elección y no una obligación. Ya no es lo mismo. Verás que hacer estas tareas puede incluso proporcionarte un impulso de energía.

Cada vez que piensas o dices «debería», es sólo para hacerte consciente de que no es tu preferencia en este momento. Eres consciente de que es imposible actuar SIEMPRE según nuestras preferencias en la vida. Lo importante es darse cuenta de que nuestra elección depende de nuestras preferencias, que además cambian según nuestro estado de ánimo o nuestras necesidades del momento. ¿Alguna vez has dicho: «Tengo que ir a trabajar otra vez esta mañana»?

Eso no significa que tengas que pensar en ello todos los días.

En la vida siempre puedes elegir… ¡porque toda la vida es una elección! Por supuesto, puedes elegir no ir a trabajar. Pero ¿estás dispuesto a pagar el precio? Si crees que te va a costar mucho porque puedes perder el trabajo, entonces tomarás una decisión que se convierte en tu elección: «Elijo ir a trabajar». En este caso, sabrás que eres tú quien decide sobre tu vida.

Cada vez que te oigas decir o pensar «debo», haz una pausa y di lo contrario: «No, no debo». Siempre tengo una opción en la vida. No tengo que responder a nadie en este mundo más que a mí mismo. Cuando, después de reflexionar, veas que el precio es demasiado alto y no estés dispuesto a afrontar las consecuencias de tu decisión, haz lo correcto. Esto es cierto en todos los ámbitos, incluso con las leyes humanas. Por ejemplo, los semáforos en rojo: ¿no quieres parar en ellos? Ésa es tu elección. Pero ¿estás dispuesto a pagar el precio? ¿Estás preparado para arriesgarte a un accidente o a una multa cuantiosa?

Verás, nunca necesitas nada. Todo viene de ti y siempre es tu elección. Lo único realmente necesario en la vida, y donde no tenemos elección, es evolucionar, amar con el corazón y respetar las grandes leyes naturales y espirituales. Esto forma parte del plan de vida de todos.

EJERCICIOS PARA ASIMILAR ESTE CAPÍTULO

1) Haz una lista de todas las cosas que consideras que están bien y mal en la vida. ¿Tu noción del bien y del mal se expresa de la misma manera para ti que para los demás? ¿Y tu noción de valores es la misma que atribuyes a los demás? Es importante ser consciente de ello, porque así aprenderás sobre ti mismo. Recuerda que exigimos a los demás lo mismo que a nosotros mismos y actuamos con ellos como lo hacemos con nosotros mismos.

2) A medida que vayas revisando tu lista, fíjate si lo bueno resulta ser realmente bueno y haz lo mismo con lo malo. Algunas cosas que consideras malas podrían ser buenas para ti. Fíjate en si todas las cosas de tu lista resultan ser buenas a veces y malas otras. Es decir, si a veces es bueno y otras veces no, dependiendo de la circunstancia, la persona o el momento. Realmente no hay nada en la vida que sea siempre bueno o siempre malo para todos.

3) Haz una segunda lista de tus hábitos. En los próximos tres días, cambia al menos uno de ellos. Para cambiar un hábito que no se considera beneficioso (por ejemplo, una crítica excesiva), reemplázala por una que sea beneficiosa para ti. Sin embargo, esto debe provenir de tu propia decisión. Tus hábitos poco saludables son, en su mayoría, el resultado de tu entorno externo, tu crianza, tu educación, tus miedos y las decisiones tomadas en el pasado. Un buen hábito vigoriza tu cuerpo y te llena de energía. Lo más importante es que tu hábito provenga de una decisión consciente.

4) Repite la siguiente afirmación tantas veces como puedas:

SOY MÁS CONSCIENTE DE MIS HÁBITOS Y PUEDO DETERMINAR CUÁLES SON BENEFICIOSOS PARA MI EVOLUCIÓN Y ARMONÍA. ME RECUERDO A MÍ MISMO QUE NO HAY BIEN O MAL Y QUE VIVIR ES UNA ELECCIÓN.

Capítulo 11

LOS FALSOS MAESTROS

¿Qué es un falso maestro?

En este libro, un falso maestro es una persona o cosa que dirige tu vida y a la que te inclinas, ya sea por miedo o por adoración. ¿Conoces a los FALSOS MAESTROS en tu vida? Pronto te darás cuenta de que son muchos y que son ellos los que, conscientemente o no, manipulan tu vida más a menudo de lo que crees. Tu único y verdadero maestro en la Tierra es tu poder interior. Y esto se aplica a todos los seres humanos. En realidad, cada persona tiene su propio maestro.

Éstos son los falsos maestros más comunes:

Tus allegados. ¿Hay alguien en tu vida ahora mismo (pareja, hijo, padre, amigo, jefe, etc.) a quien temes y que a menudo gobierna tu vida? ¿Alguien ante el que te inclinas continuamente?

Conozco a muchos padres que tienen verdadero miedo a las rabietas de sus hijos, independientemente de la edad de éstos. En este sentido, siempre están en modo «alerta» y harán cualquier cosa para satisfacer todos los deseos de su hijo. En la misma línea, cuántas parejas tienen miedo del otro, sobre todo de su ira, y acaban achantándose para evitar cualquier discusión.

Si eres el tipo de persona que suele estar pendiente de que sus seres queridos estén contentos, o de evitar una confrontación, estás dejando que estos falsos maestros gobiernen tu vida, olvidando incluso tus propias necesidades. Siempre que sientas miedo frente a otra persona, no eres tu propio dueño. Dejas que esta persona te manipule a pesar de ti mismo, sólo para encontrarte impotente ante tu poder. Además, esta persona sabe exactamente qué botón apretar para hacerte reaccionar.

Como esto implica mucha emoción y energía, ciertamente no es beneficioso para ti estar constantemente reaccionando o en guardia. Esto también se aplica a todos aquellos que te hacen reaccionar con su comportamiento desagradable. Tienes tantas ganas de cambiarlos que consiguen controlarte y convertirse en tus amos. En otras palabras, te dominan.

Las noticias. Independientemente del medio, algunas personas escuchan las noticias y luego toman decisiones basadas en lo que entienden e interpretan. Si se pronostican tormentas y mal tiempo, mucha gente cambiará su actividad, ¡aunque la previsión meteorológica sea a menudo inexacta! Creo que en realidad la raza humana desempeña un papel en la variación del clima. Por ejemplo, si la mayoría de los habitantes de una región tienen sol en el corazón, la temperatura será más suave. Si hay una tormenta en ellos, a causa de sus miedos y rencores, la temperatura se volverá tormentosa. Recuerda que la Tierra es una entidad viva y que sus células más poderosas son los seres humanos.

Una persona influenciada por las noticias vivirá muy a menudo con miedo, atormentada por lo que oye. Si hay noticias de dificultades económicas en el país, bien puede esconder su dinero o transferirlo a otro continente... Si se entera de que el cuerpo de un joven ha sido encontrado mutilado por su agresor, reaccionará con fuerza ante esta noticia durante días, a veces incluso prohibiendo a sus hijos que salgan.

Sin embargo, es importante saber que lo que les ocurre a los demás es asunto suyo. Es su vida, su responsabilidad, su creación. No tenemos que entender o estar de acuerdo, porque simplemente no sabemos lo que estas almas tienen que aprender. Por supuesto, se puede sentir compasión por ambas personas, agresor y víctima, pero sin tener que agonizar necesariamente. Sufren por igual. Simplemente hay que aceptar que ambos tienen que vivir este acontecimiento que puede ayudarles a evolucionar. Todo tiene un propósito en la vida, aunque a veces sea muy difícil reconocerlo en el acto.

Los honores y el poder también forman parte de los falsos maestros. Hacer algo para ser honrado o para adquirir poder es una motivación que viene de tu ego y no de tu Dios interior. Dejas que la satisfacción del honor y el poder dirijan tu vida. Estos comportamientos pueden hacer que sobrepases tus límites o tomes malas decisiones al no estar en contacto con tus verdaderas necesidades.

Las cosas que posees a veces también son falsos maestros. ¿Cómo se traduce tu relación con tus posesiones? ¿Las valoras como la niña de tus ojos? Si alguien dañara algo valioso para ti, ¿cómo reaccionarías? ¿Te enfadarías? Si la respuesta es afirmativa, significa que tu propiedad es tu dueña. ¿Qué diferencia habría en el mundo del alma si dejaras este mundo con un reloj menos, tu coche nuevo tuviera un arañazo más o tu alfombra estuviera desgastada?

Sin embargo, es natural que todos queramos rodearnos de cosas bonitas porque la belleza es muy importante para nosotros. Por otra parte, ¡no es beneficioso hacer de nuestras posesiones materiales nuestros maestros! Tus posesiones están ahí para mejorar tu vida, no para dominarla.

Recuerda que están ahí para su uso en este momento, no para el resto de tu vida. Cuando pierdes alguna, es porque pronto aparecerá otra más útil para ti. Si estás demasiado apegado a tus posesiones, no habrá espacio para algo nuevo porque estás demasiado ocupado gestionando todo lo que acumulas.

La astrología. ¿Eres una de esas personas que viven su vida según las revelaciones de su astrólogo y su carta natal? Si es así, recuerda que son las decisiones que tomas y las acciones que realizas las que deben guiar tu vida. Así que no te dejes influenciar por este tipo de actividades ni por estas personas. Has elegido tu signo astrológico sólo para que te enseñe a evolucionar y a amar, a pesar de ciertas influencias astrales. Los astros tendrán menos influencia sobre ti en cuanto te conviertas en tu propio dueño. La carta natal no es más que una herramienta entre muchas otras para que seas consciente de tus influencias astrales y puedas armarte para dominarlas mejor.

Esto podría compararse con la siguiente situación: se te asigna trabajar con una persona muy negativa durante un año. No sabías que esta persona se comportaba así hasta que te contrataron. Sabiendo que tienes que permanecer a su lado durante este largo período de tiempo, te mantienes en guardia y te proteges de los efectos negativos. Es obvio que tendrás que hacer un esfuerzo extra para mantenerte positivo y alegre, pero al ser consciente de la posible influencia no beneficiosa que se impondrá sobre ti, podrás hacerlo mejor. Lo mismo ocurre con las estrellas.

Los videntes y los médiums también son falsos maestros para muchas personas, y son cada vez más numerosos debido a la cada vez mayor conciencia. De hecho, la gente está buscando todas las formas posibles de mejorar su calidad de vida. Además, parece que los dones psíquicos se están desarrollando más con la llegada de la Era de Acuario.

¿Qué ocurre durante una sesión con un vidente? Estas personas psíquicas, sea cual sea el medio que utilicen –cartas, bola de cristal, canalización, etc.–, tienen la capacidad de captar las vibraciones que provienen de tus cuerpos sutiles. Las captan en el estado en que te encuentras, en el momento en que te presentas. Son capaces de decirte lo que te ocurrirá si sigues en tu línea de vida actual. En realidad, nadie puede conocer el futuro de otra persona porque depende del momento presente. El vidente predice tu futuro a partir de lo que ve de ti en este momento, a partir de tus vibraciones actuales.

Pero si al día siguiente cambias tu forma de ser, por lo que te han dicho o por lo que has leído o pensado, cambiarás en consecuencia todo tu momento presente. Acabas de cambiar tu línea de vida cambiando tu forma de pensar. De hecho, todo lo que se te predijo el día anterior ya no es válido para ti. Vuelves a ser el dueño de tu vida. Sin embargo, si dejas que estas personas te influyan y crees que tienen la verdad, seguirás en la misma línea de vida y es muy posible que se produzcan los acontecimientos predichos.

Cuando estés con alguien que te hable de tu futuro, usa tu discernimiento y quédate sólo con las palabras que te hagan sentir bien. Ten en cuenta lo que realmente quieres que ocurra en tu vida. Al mismo tiempo, tómate tiempo para sentir lo que experimentas en presencia de esta persona. ¿Te inspira, los ves como un buen modelo para ti? ¿Sientes que vive en el amor verdadero? Recuerda que quien intenta ayudar a alguien sólo puede llevarlo hasta donde ha llegado él mismo.

También puedes cambiar el camino de tu vida muchas veces en una vida. Un cambio radical te hará sentir renacido, renovado y fuerte siempre que el cambio se base en tu amor por ti mismo. Al hacerlo, los que te rodean se sorprenderán de tu metamorfosis y puede que digan: «Ya no te reconozco. Algo ha cambiado en ti, y para mejor. Ya no eres la misma persona». Esta transformación ha sido provocada por tu cambio de trayectoria vital. Una evolución rápida disminuye tus retornos a la Tierra si se basa en el amor verdadero. Incluso puedes sentir que estás viviendo varias vidas en una sola.

Las religiones organizadas y las sectas. En otras palabras, los que dicen cosas como ésta: «Si no haces lo que te pedimos, si vas en contra de nuestras leyes, no irás al cielo, sólo nosotros poseemos la verdad». Si una religión dirige tu vida y aceptas su noción del bien y del mal, o si te dejas influir por una secta o un culto, dejarás de ser dueño de tu vida. Las religiones se formaron hace mucho tiempo con el propósito principal de guiar a la gente, porque la gente no era lo suficientemente consciente como para hacerlo por sí misma.

En todas las religiones ha habido quienes han tratado de abusar de su poder mediante la manipulación y asustando a la gente. Vivir en un estado de miedo no hace que la vida sea armoniosa ni pacífica. Si tu religión te asusta, no es amorosa. DIOS quiere una vida llena de amor para ti. ÉL sabe que es imposible ser feliz sin amor. ÉL nunca quiere asustar a nadie: son los humanos los que se han convertido en los especialistas del miedo debido a todo tipo de influencias y al mal uso de su poder de elección. Más bien, el que ama busca guiar, calmar y ayudar de forma desinteresada, sin expectativas.

Las religiones actuales son cada vez más conscientes de este fenómeno del amor. Se han dado cuenta de que la gente ya no quiere vivir con miedo. A menudo no es la religión en sí la que no está bien estructurada, sino las personas que la representan y que no son suficientemente conscientes. Depende de ti usar tu discernimiento, elegir una religión o personas que estén dispuestas a guiarte en el amor y no en el miedo. Cuando te sientes más preocupado de lo normal después de escuchar a alguien decir algo, o si tu miedo aumenta, es una señal de que no están satisfaciendo tu necesidad actual.

En el caso de que pertenezcas a alguna asociación, grupo religioso o de otro tipo, si eso te hace sentir mejor, con energía y aceptado tal y como eres, y si te ayuda a ponerte en contacto con tu poder interior y a evitar la culpa, entonces es lo adecuado para ti en este momento.

Los médicos, los terapeutas y los medicamentos también pueden ser falsos maestros. Estos profesionales de la salud están ahí para ayudar a las personas, no para controlar sus vidas. Conozco a muchas personas que consultan a su médico antes de tomar ciertas decisiones, por ejemplo, sobre dónde ir de vacaciones, mudarse a un nuevo lugar, cambiar de trabajo, etc. El médico puede llegar a desaconsejar cualquier cosa. Puede incluso llegar a desaconsejar a un paciente que haga algo si está claramente asustado en ese ámbito de la vida. Sin embargo, si la persona confiara en su guía interior, no buscaría la opinión del médico y tomaría sus propias decisiones.

Los médicos y los profesionales de la salud han sido formados para aliviar o tratar de eliminar ciertas dolencias y enfermedades, pero no para tomar decisiones por los demás. Tengo la suerte de trabajar estrechamente con muchos médicos y me parece que cada vez más aceptan el hecho de que los humanos no son sólo cuerpos físicos. Están adoptando la noción de que la verdadera curación viene de nuestro interior. Se dan cuenta de que cada vez más personas se curan de formas que no pueden explicarse científicamente. Los médicos que aceptan que somos mucho más que un cuerpo físico son los que generalmente desaconsejan el uso excesivo de medicamentos. «Ahora eres lo suficientemente fuerte como para reducir la medicación o prescindir de ella» es un enfoque cada vez más común en estos días.

Algunas personas son tan dependientes de su médico que se apresuran a acudir a la consulta a la primera señal de problemas. De hecho, parecen incapaces de responsabilizarse de sí mismos y siempre quieren que otro *les arregle la vida*. Si el médico les dice que no les pasa nada, será acusado de incompetente. Estas personas seguirán buscando un diagnóstico hasta que un día encuentren un médico que les prescriba una cura, haciéndoles exclamar: «Sabía que estaba enfermo. Mira, me han dado una receta». Vuelven encantados, y en cuanto toman la medicina, creen que están menos enfermos que antes.

¿Eres de los que se toman una pastilla a la primera señal de que algo va mal? Y hay todo tipo de pastillas: una pastilla para el dolor de cabeza, para los nervios, para dormir o para despertarse, cuando no para darse energía, para hacer la digestión, para limpiar el hígado, para eliminar o limpiar los intestinos, etc.

Hacer esto sistemáticamente no es ni más ni menos que el resultado de una falta de amor hacia tu cuerpo. Porque cada vez que se toma un medicamento, hay un efecto secundario. Cada vez que lo sobrecargas o le das algo que no sea un nutriente natural, tu cuerpo se rebela. En cuanto tomas una píldora de cualquier tipo, aceptas la idea de que es tu amo por el momento. Si estás satisfecho con este tipo de vida, sigue tomando la medicación y sé consciente de que puede ser temporal. Pero si quieres transformarla, ya es hora de que te conviertas en tu propio maestro. Nadie en el mundo puede transformar tu vida... ¡excepto tú!

La enfermedad también es un falso maestro. Una persona que suele estar enferma está dominada por su enfermedad. Se somete a ella e incluso puede estar dispuesta a sufrir la misma enfermedad durante el resto de su vida. No se dan cuenta de que pueden controlar su propia vida. Muchas personas consideran que estar enfermo es un estado normal. Nada más lejos de la realidad. La enfermedad es común, mientras que el estado natural del cuerpo humano es la salud. Debemos dejar de intentar ser «normales» y aprender a vivir con naturalidad. Tomemos conciencia de que la enfermedad es uno de los medios que utiliza nuestro poder interior para ayudarnos a encontrar el camino correcto, el del amor propio.

La moda. Hace años, la moda era un asunto principalmente femenino, pero hoy en día cada vez más hombres se interesan también por ella. ¿Cuántas veces has sacrificado tu comodidad a la hora de vestir por seguir la tendencia o por complacer a tu pareja, que te regaló esa prenda? ¿Tienes miedo de lo que piensen los demás si vas en contra de la tendencia? Si te gusta seguir la moda, está bien, pero si te pones algo sólo para ser como los demás o para complacer a alguien, es importante ser consciente de ello y aceptar lo que estás haciendo. Así te darás cuenta de que buscas caer bien, lo que indica que aún no te quieres lo suficiente.

El trabajo también puede ser un falso maestro. Muchas personas no saben cómo parar, a veces ni siquiera saben cómo relajarse. Toda su vida está orientada hacia el trabajo y, de hecho, es el trabajo lo que les motiva de forma habitual. Incluso en los momentos de libertad o descanso, estas personas sólo piensan en su trabajo. Incapaces de hacer otra cosa, les resulta muy difícil soltarse, relajarse o incluso divertirse. Algunos creen que son mejores personas por trabajar siete días a la semana. En realidad, la mayoría no sabe lo que es el equilibrio.

¿Tu trabajo te llena, te aporta felicidad, alegría y es gratificante para ti? ¿Utilizas tu trabajo para aprender a amar más a las personas que te rodean? ¿Te ayuda a desarrollar tus dotes creativas? Si es así, tu trabajo es gratificante para ti. Si tienes este tipo de trabajo, que te enseña a quererte a ti mismo y a los demás cada vez más, sabrás que vas por el buen camino. Un trabajo que controla a las personas o que domina sus vidas, que se hace sólo por el sueldo o el poder, no es útil para la elevación espiritual y la felicidad.

Supersticiones. El número trece, un gato negro, pasar por debajo de una escalera..., ¿te suena? ¿La superstición provoca cambios en tus decisiones? Si es así, es definitivamente un falso maestro para ti.

Si sumas todos los falsos maestros que te dirigen en el transcurso de un solo día, descubrirás que, en general, tienes mucho menos control de tu vida de lo que creías. Es un hecho triste, pero es importante porque sólo así podrás convertirte en tu propio maestro algún día.

Además, ¿cuáles son los falsos maestros más poderosos del hombre? El orgullo, los miedos, la culpa y el dinero. El orgullo ha sido explicado en el capítulo nueve, mientras que los miedos y la culpa se desarrollarán en el capítulo trece.

Terminaré este capítulo con el falso maestro que gobierna la vida de tantas personas: el dinero. Es obvio que el dinero tiene su propia importancia en el mundo material de hoy. Sin embargo, se convierte en un falso maestro cuando olvidamos que **el dinero es un medio de intercambio y no un bien o una posesión**. Siempre es un error acumular dinero por miedo. ¿Acumulamos aire por si se nos acaba? ¿Tiene esto sentido para ti? Lo mismo ocurre con el dinero. El dinero es una energía, como la electricidad, el agua y el viento. Éstos son grandes poderes que se han puesto a nuestra disposición en la Tierra. El dinero es un poder y una energía; está en todas partes y a disposición de todos.

Siempre ha formado parte de nuestro paisaje, pero en diferentes formas. Actualmente, hay dinero en efectivo y dinero digital. Los medios de intercambio (trueque) siempre han existido para que las personas tengan la oportunidad de obtener bienes y materiales para sus necesidades. Es una buena manera de hacerlo, es decir, sin necesidad de dinero.

Acumular dinero por miedo a quedarse sin él es mostrar poca fe, una falta de confianza en ese gran poder divino que proporciona en profusión toda la energía necesaria que todos necesitamos.

El dinero puede compararse con el sol, otra gran potencia, una energía de alto calibre. Tanto si hay quinientas como trescientas personas en una playa tomando el sol, ¿faltará sol? No. Hay para todos. **Por eso es importante darse cuenta de que el dinero es una energía y, como cualquier energía, cuanto más se mueva, más poder tendrá y más se multiplicará**.

Es el caso de muchas cuestiones relacionadas con la naturaleza. Cada semilla de maíz, de tomate o de otro tipo reproducirá decenas de tomates o mazorcas de maíz. Guardadas en un cajón, estas semillas no producirán nada. Permanecerán estériles.

Liberarse de la inseguridad financiera es un largo proceso. Cuando quieres algo, ¿tu primer pensamiento es éste?: «¿Cuánto me costará? ¿Tengo suficiente dinero?». ¿Te impides conseguir lo que quieres ahora porque es más caro de lo que esperabas, sin atreverte siquiera a esperar que puedas conseguirlo definitivamente por otro medio? En estos casos, el dinero es el dueño de tu vida, el dueño de ti. Actuar como tu propio dueño sería tomar tu propia decisión, siendo consciente de que el dinero u otro recurso ya existe.

¿Has comprado alguna vez un artículo determinado por impulso? ¿Alguna vez has comprado a crédito porque no tenías dinero? ¿Alguna vez has comprado algo que al principio te parecía demasiado caro, pero que era exactamente lo que querías? A pesar de estos gastos inesperados, seguiste viviendo, ¿no es así?

Mira a tu alrededor, obsérvate a ti mismo. Cuando vas a comprar al supermercado, ¿eliges los alimentos en función de las ofertas? ¿Las tienes en cuenta, aunque los artículos sean de menor calidad? ¿Los precios determinan lo que compras para comer y vestir? No me refiero a descartar las gangas, pero sí a actuar en función de tus necesidades. Si tenías pensado comprar algunos artículos que están rebajados, sí que es una buena idea comprar más.

Me refiero a las personas que se privan de lo que realmente les gusta, porque otro producto tiene un descuento considerable. De hecho, sólo compran sus productos favoritos cuando están en oferta. Al hacerlo, compran bienes o productos que pueden no ser adecuados para ellos. ¿No te merece la pena la alegría de permitirte lo que realmente te gusta y lo que es de mejor calidad? Esta imagen que proyectas hace que la gente te trate de la misma manera.

No estoy diciendo que salgas corriendo a comprar las cosas más caras. De hecho, te sugiero que empieces con pequeñas victorias diarias. Si quieres comprar una buena fruta pero tienes dudas sobre el precio, mide su valor nutricional según tu propio baremo. Verás que a medida que avanzas, podrás conseguir todo lo que necesitas. Cuanto más hagas circular la energía de tu dinero, más recibirás. El dinero está destinado a circular, no a acumularse. Si prefieres guardar tu dinero para la mala suerte en lugar de tomarte unas vacaciones, ¿adivina qué te ocurrirá? ¡Mala suerte! Nuestro ego siempre quiere tener la razón y precisamente por eso se producen regularmente ciertas situaciones que tememos. En el momento de la mala suerte, CANTA se alegrará mucho y te hará decir: «¡Ah, hice bien en ahorrar y en no haber comprado lo que quería! Sabía que me pasaría algo».

En lugar de actuar por miedo y convencerte de no viajar, ¿por qué no te decides a usar tu valor y te vas de vacaciones? Al hacerlo, aprovecha para olvidar la siguiente frase: «¿Qué haré si me pasa algo?». En su lugar, dite esto a ti mismo: «Sí, me voy de vacaciones, y si ocurre algo desagradable, ya me encargaré de ello cuando llegue el momento». Esto es lo que ocurrirá.

Por ejemplo, los problemas del coche son imprevisibles, ¿no? Pero aun así te las arreglas para arreglar tu coche y pagar la factura.

¿Acaso no te las arreglas para pagar todo, aunque a veces pongas tus prioridades en el lugar equivocado? A menudo he visto a personas que, en cuanto su televisor resulta irreparable, salen corriendo a comprar otro sin problemas. Encuentran la manera de hacer realidad lo que quieren. ¿Hay una necesidad real de una pantalla de televisión muy grande? Todos sabemos que no es una necesidad esencial, pero cuando alguien decide que realmente quiere algo, inevitablemente lo hace realidad. Es la capacidad de tomar la decisión lo que marca la diferencia.

Muchas personas están interesadas en realizar un curso de desarrollo personal. Pero en cuanto se menciona el precio, algunos exclaman: «¡Ah, es mucho más caro de lo que pensaba!». Estas personas son las primeras en gastar miles de dólares en cosas no esenciales o en ayudar a otros necesitados, pero cuando se trata de pensar en sí mismos y querer ayudarse a sí mismos, no creen que valgan unos cientos de dólares. Estos mismos dólares podrían transformar su calidad de vida ayudándoles a liberarse de sus miedos, de sus enfermedades, de su estrés, ¡para experimentar por fin la paz interior!

Decirte a ti mismo que no vales o que no te lo mereces sólo acarrea problemas. He aquí otro ejemplo: cuando compras un regalo para alguien, ¿no sueles elegir lo que te gustaría recibir, pero no te lo permites? ¿Así que los demás son más importantes y merecen recibir más que tú? Analiza bien la influencia que tiene el dinero en tu vida. Mientras el dinero sea tu dueño, te será imposible entrar en contacto con tu poder interior y lograr la armonía. En cuanto domines el dinero, los cambios serán sorprendentes.

Si crees en la gran ley de «se cosecha lo que se siembra», aquí tienes un pequeño secreto. Ahora mismo, proyecta pensamientos de prosperidad y abundancia a todas las personas que conoces. Visualízalos dándose el derecho de complacer y manifestar sus deseos. Moverás tanta energía que volverá a ti mucho más rápido que si lo visualizas sólo para ti.

Lo que te propongo no es que cambies a la gente que te rodea, sino que transformes tu propio pensamiento y vuelvas a estar en contacto con tu poder. Cuando tomes la decisión de transformar una actitud, te sugiero que no lo anuncies a todos los que te rodean. Empieza por hacer tu transformación internamente, aplica tus nuevas decisiones en tu vida y la gente se dará cuenta poco a poco. Hablar de ello con antelación a las personas que te rodean podría dificultar las cosas, ya que es posible que no estén de acuerdo contigo y quieran transmitirte sus miedos, experiencias e influir en ti de forma poco beneficiosa. Es posible que tu fe y tu fuerza interior no sean lo suficientemente fuertes como para afrontar las críticas negativas, aunque crean que te están ayudando a su manera.

Si has decidido adoptar una actitud positiva hacia el dinero y quieres tomar el control del mismo, hazlo sin tratar de influir en las personas de tu entorno. No tienes que buscar el consentimiento de nadie. Cuando la gente esté dispuesta a cambiar de actitud, lo hará en el momento adecuado. A cada uno lo suyo. Cuando eres feliz y tienes paz interior, no necesitas gritarlo a los cuatro vientos. Simplemente aparece. La gente lo ve y siente la energía.

Una vez que hayas dominado el dinero, descubrirás lo posible que es crear un superávit para ti, al tiempo que satisfaces tus necesidades diarias. Más que por el miedo, tus ahorros estarán motivados por tu deseo de conseguir cosas inesperadas.

Como has visto, hay muchos falsos maestros. Incluso puedes encontrar otros que te preocupen en este momento, como las adicciones. Siempre que te observes tomando una decisión basada en el miedo, sé consciente de que el objeto de ese miedo es tu amo en ese momento.

EJERCICIOS PARA ASIMILAR ESTE CAPÍTULO

1) Haz una lista de todos los falsos maestros que están actualmente en tu vida. Identifica los tres que parecen tener más influencia en tu vida diaria.

2) Durante los próximos tres días, proponte escribir al final de cada día quién o qué ha dominado tu vida ese día.

3) A continuación, escribe cómo habrías actuado o reaccionado si hubieras sido tu propio dueño, lo que habría sido un acto de amor para ti.

4) Lo más importante, sin embargo, es darse el derecho de no tener el control de tu vida en ese momento. Ser consciente de ello y aceptarlo acelerará el proceso de alcanzar la maestría.

5) Te recomiendo encarecidamente que no pases al siguiente capítulo hasta que hayas completado este paso. Esto te ayudará a estar más atento a todos los falsos maestros que llegan a tu vida. Tu nivel de conciencia aumentará gradualmente y transformarás tu futuro para mejor.

6) Repite la siguiente afirmación tantas veces como puedas:

SOY EL ÚNICO DUEÑO DE MI VIDA. SÉ QUE AL PENSAR, CREO. ME CONVIERTO EN LO QUE PIENSO Y EN LO QUE CREO. ENTONCES MI FELICIDAD, PROSPERIDAD, AMOR Y ARMONÍA DEPENDEN DE QUE MIS PENSAMIENTOS ESTÉN LLENOS DE AMOR POR MÍ.

Capítulo 12

LAS NECESIDADES DEL CUERPO MENTAL

El cuerpo mental se realiza cuando se utiliza para el propósito para el que fue creado. Nos ayuda a pensar, analizar, organizar y recordar. Por lo tanto, el cuerpo mental es muy útil cuando decidimos utilizar su fuerza para seguir siendo positivos, constructivos, para avanzar hacia nuestro propósito.

Hay siete necesidades básicas del cuerpo mental. Si se descuida el cumplimiento de alguna de ellas, tendrá efectos desagradables no sólo a nivel mental, sino también a nivel emocional y físico.

La primera necesidad, por orden de importancia, es la **individualidad**.

La individualidad es la capacidad de ser tú mismo, no lo que crees que los demás esperan de ti. Tenemos que parar de dejar que el «qué dirán», el «qué pensarán» o el «qué harán» gobiernen nuestras vidas. La forma de vestir de los jóvenes es un gran ejemplo de individualidad. Están gritando: «¡Ayuda, déjame ser como soy!». Estos jóvenes necesitan mucho más espacio que los de antes. Se atragantan con la idea de que sus padres intentan moldearles a su antojo o según lo que les gustaría que fueran. Por eso hacen todo lo posible para que sus padres y otras personas de su entorno reaccionen en alguna ocasión.

La generación actual conoce y siente aún más profundamente las grandes leyes de la naturaleza, incluida la de afirmar su individualidad, su YO SOY.

Ser uno mismo es, por lo tanto, aceptar ser lo que se es en cada momento, guste o no a los demás, se califique como negativo o no. **Es cierto que no siempre serás lo que quieres ser, pero cuanto más te des el derecho a ser lo que eres en cada momento, más te convertirás en lo que quieres ser en la vida.**

La consecuencia emocional de no aceptar ser tú mismo es la dificultad para estar en contacto con tu creatividad.

A nivel físico, pueden aparecer problemas en las siguientes áreas: cabeza, ojos, nariz, glándula tiroides, bronquios, pulmones, piel (a largo plazo), asma, huesos.

La segunda necesidad es **la verdad**.

¿Cómo te sientes cuando alguien te miente? Tu interior reacciona de la misma manera cuando te mientes a ti mismo. La sensación también es desagradable. Escúchate a ti mismo cuando hables con los demás. Por ejemplo, cuando se habla de un acontecimiento y se dicen cosas como «no me importa», se suele indicar lo contrario. Si no te molestara lo que has vivido, ni siquiera lo mencionarías y simplemente te olvidarías del incidente. El pensamiento de que podría ser molesto no existiría. Así que **sé veraz contigo mismo**.

La verdad, como se mencionó en el capítulo sobre la energía, te ayuda a elevarte a tu cuerpo superior. **Ser verdadero significa pensar, decir, hacer y sentir lo mismo al mismo tiempo.** ¿Alguna vez has compartido con alguien lo que estás experimentando, pero no puedes decirle realmente lo que está pasando? De nuevo, hay que mantener las cosas separadas. No tienes que decir todo lo que piensas, pero si te piden tu opinión sobre algo, tienes que decir la verdad. Lo que dices debe ser lo mismo que lo que piensas y sientes. Cuando se pasa a la acción, ser veraz significa actuar de acuerdo con lo que se ha pensado y dicho.

La justicia también forma parte de la necesidad de la verdad. Un acto de injusticia consigue estremecerte, ¿verdad? Supongamos que eres testigo de que un padre actúa injustamente con su hijo, poniéndolo siempre en segundo lugar, ¿cómo reaccionas? ¿Te sientes inclinado a sentir pena por ese niño e incluso quieres intervenir? Bueno, eso es exactamente lo que provocas al actuar injustamente contigo mismo. Te estás relegando a un segundo plano. Tu alma está herida. En definitiva, creas un gran conflicto en tu interior.

Ser veraz también te ayudará a ser cada vez más transparente, uno de los criterios esenciales de nuestra nueva era. Ya no tendrás miedo de mostrarte desnudo, transparente, de dejar que los demás te conozcan y te vean tal y como eres. Aquellos que no son fieles a sí mismos o que son injustos consigo mismos tendrán dificultades emocionales para ver la belleza que les rodea y especialmente en ellos mismos. Su ego ocupará mucho espacio y decidirá por ellos.

En el plano físico, se verán afectados de la misma manera que cuando les falta la primera necesidad, la individualidad.

La tercera necesidad es el **respeto**. Es esencial respetar a los demás y respetarse a sí mismo. Ya sabes lo irritante que es cuando alguien (cónyuge, padre, jefe, profesor, policía, etc.) abusa de su autoridad. Cuando sentimos que debemos respetar a alguien y la otra persona no cree que deba hacerlo, se produce un trastorno en nosotros. **El respeto es esencial para los humanos**.

Si te faltan al respeto, mira a tu alrededor lo que has sembrado. ¿Respetas realmente las opiniones, ideas, formas de ver y actuar de los demás? ¿Querrías cambiar cosas de ellos? Es una flagrante falta de respeto querer cambiar a alguien. ¿Haces lo mismo contigo? ¿Respetas tus límites? ¿Tienes expectativas poco realistas de ti mismo todo el tiempo? ¿Quieres cambiarte porque no aceptas ciertos aspectos de tu persona?

La falta de respeto te afectará emocionalmente por la falta de afecto. Además de carecer de afecto por ti mismo, te costará darlo sin expectativas. A nivel físico, esta carencia suele manifestarse en problemas en las siguientes áreas: boca, dientes, mandíbulas, cuello, garganta, encías, laringe, corazón, cuello.

La cuarta necesidad es la **orientación**.

Todos necesitamos sentir que podemos ser útiles a alguien, que somos capaces de guiarle, de ayudarle en la vida. Toda persona siente la necesidad de servir a los demás de vez en cuando (o incluso a menudo). Desgraciadamente, esta necesidad se expresa la mayoría de las veces de forma equivocada. Tomar decisiones por otros sin pedirles primero su opinión no es lo que llamamos «guiar». **Guiar es dar consejos cuando se piden, pero sin expectativas. Recuerda que los consejos no solicitados o que parecen forzados nunca son apreciados**.

¿Te ves como alguien que tiene dificultades para ocuparse de sus propios asuntos? Si estás deseando dar un consejo a alguien, asegúrate de preguntarle si quiere escucharlo. Si no quieren una opinión o consejo, simplemente acepta su elección. Si están encantados de tu apoyo, hazlo sin expectativas. Es un regalo que les haces y son ellos los que deciden si lo utilizan o no.

Dar consejos no solicitados o que vayan seguidos de expectativas es un gasto inútil de energía. ¿Estás drenando tu energía para obtener algo a cambio? Si no se cumplen tus expectativas, experimentarás frustración, decepción y enfado. Si se cumplen, sólo alimentarán tu orgullo y siempre tendrás que volver a empezar.

Además, hay que recibir consejos de los demás, estar abierto a las opiniones de los demás, lo que significa ser capaz de pedirlos. ¿Alguna vez has pedido consejo? No obstante, recuerda que siempre eres libre de seguir los consejos de la persona que quiera guiarte. Además, si te sientes obligado a seguir las sugerencias de tus allegados por miedo a desagradarles, definitivamente hay una carencia en esta necesidad básica de tu cuerpo mental. Una forma de ayudarse a sí mismo en una situación así sería decir a la persona: «Muchas gracias por tu consejo. Lo pensaré, y si realmente lo necesito, ten por seguro que lo aplicaré».

No atender esta necesidad de orientación, como ya se ha mencionado, tiene necesariamente consecuencias perjudiciales.

Emocionalmente, afecta a nuestro sentido de pertenencia a una familia o grupo.

Físicamente, causa problemas en las siguientes zonas: estómago (digestión), hígado, vesícula biliar, páncreas, duodeno, intestino delgado, parte superior de la espalda.

La quinta necesidad es **soltar**.

¿Qué significa soltar? ¿Eres de los que piensan que significa volverse débil, someterse o no hacer nada? Por el contrario, se necesita mucha fuerza interior para soltar. Es la capacidad de saber lo que queremos, de actuar en consecuencia aceptando de antemano que no podemos controlar todo. Es rendirse a lo divino, recordar que nuestro Dios interior conoce las necesidades de nuestra alma mucho mejor que nuestra mente. Soltar significa no apegarse a los resultados. En resumen, sea cual sea el resultado, puedes seguir siendo feliz a pesar de una posible decepción temporal.

Si eres el tipo de persona a la que le cuesta soltar porque estás acostumbrado a controlarlo todo, para ti y para tus seres queridos, con frecuencia experimentarás frustración, decepción y enfado.

Desde el punto de vista emocional, las consecuencias de no satisfacer esta necesidad de soltar serán la limitación de uno mismo. Te será más difícil saber qué deseos pueden satisfacer tus necesidades. Como tu ego te anima a controlar en lugar de soltar, te impide sentir lo que necesitas. También te dificulta abrirte a nuevas ideas.

Físicamente, esta carencia afecta a la parte media de la espalda y a los órganos que ayudan a eliminar –riñones, vejiga, intestino grueso (colon)– y a los órganos sexuales.

La sexta necesidad es la **seguridad**.

Muchas personas interpretan la seguridad de la siguiente manera: tener una cuenta bancaria abultada, un trabajo con un buen sueldo y muchos privilegios, una casa bonita, muchas posesiones materiales, un título universitario e incluso una pareja.

Pero todo esto es una falsa seguridad: es lo que se llama estar cómodo en tu inseguridad.

La VERDADERA SEGURIDAD es la tranquilidad que da el saber que no hay ningún peligro que temer.

Es saber que básicamente, pase lo que pase, tienes todo dentro de ti para manifestar lo que deseas, así como para transformar lo que no deseas. Sentirse seguro es saber que hay una solución para cada situación, porque en la vida no se viven verdaderos problemas sino experiencias. Sabes que eres capaz de superar cualquier situación que surja en tu vida. Tienes todo lo que necesitas, tanto como los demás. La diferencia entre tú y los demás se revela en la forma de expresarlo.

La falta de seguridad se traduce en una falta de confianza en uno mismo y en los demás a nivel emocional. Te impide revelarte, pero también confiar en los demás por el miedo a ser juzgado.

Desde el punto de vista físico, puede causar dolor de espalda y estómago, así como dolor en las extremidades necesarias para avanzar: piernas y brazos. Los problemas del nervio ciático están directamente relacionados con esta falta de seguridad.

La séptima necesidad es **el propósito**. ¿Te levantas cada día con ganas de hacer lo que tienes que hacer? ¿Te sientes muy orgulloso de revelar en qué consiste tu trabajo, tus ocupaciones diarias? ¿Lo haces con entusiasmo? ¿Tienes alguna pasión? ¿Te sientes feliz de vivir, de estar en esta Tierra?

El propósito de todos es saber que todos estamos en esta Tierra para tomar conciencia de que somos dioses creadores. Para lograrlo, debemos aprender a aceptarnos en todas nuestras creaciones y saber que nunca hay errores, sólo experiencias para ayudarnos a volver a la luz.

La falta de propósito nos afecta emocionalmente al impedirnos tener objetivos a corto, medio y largo plazo.

A nivel físico, esta carencia desencadena los mismos síntomas que los provocados por la sexta necesidad, la seguridad.

También es importante darse cuenta de que la falta de cualquiera de las siete necesidades provoca un bloqueo de la energía y, por lo tanto, una disminución progresiva de la misma.

EJERCICIOS PARA ASIMILAR ESTE CAPÍTULO

1) Anota las necesidades de tu cuerpo mental en las páginas siguientes y observa cuál de estos alimentos ha sido descuidado. Esto te ayudará a comprender la presencia de tu insatisfacción interior. Depende de ti tomar la decisión de alimentar adecuadamente a tu cuerpo mental. Estas necesidades son fundamentales para todo ser humano. Tú no eres una excepción.

2) A continuación, escribe las decisiones que tomarás como resultado de esta introspección, sabiendo que nada puede cambiar hasta que no se tomen nuevas medidas.

3) En los próximos tres días, tómate tiempo para anotar si has actuado sobre estas decisiones.

4) Recuerda que no debes culparte ni sentirte culpable si te olvidas. Date tiempo para llegar hasta allí. Sé indulgente pero coherente.

5) Repite la siguiente afirmación tantas veces como puedas:

AHORA ESTOY DECIDIDO A RESPETAR
LAS NECESIDADES DE MI CUERPO MENTAL
Y ENCONTRAR ASÍ LA SALUD MENTAL
Y LA PAZ INTERIOR.

Tercera parte

ESCUCHAR A TU CUERPO EMOCIONAl

✲ ✲ ✲

Capítulo 13

LOS MIEDOS / LA CULPABILIDAD

Éstas son las dos emociones más comunes y más desarrolladas en los seres humanos. No conozco a ninguna persona que no haya experimentado miedo, preocupación o temor en su vida.

El miedo, como cualquier emoción, proviene de tu ego cuando es irreal. Lo que temes puede dejar indiferente a otra persona. Todos los miedos nos pertenecen. Es evidente que algunas personas resultan ser más valientes que otras. Pero estas personas tan valientes también tienen miedos, aunque aun así van a por todas. Lo más importante es ser consciente de tu miedo para definir si es real o no. Si hay un peligro real para tu cuerpo físico en el momento en que experimentas este miedo, es natural que sientas miedo en ese momento.

Tomemos el ejemplo de una persona que tiene miedo a los perros. Hará todo lo posible para evitar el contacto con cualquier tipo de perro. Se trata de un miedo irreal, porque cuando ve un perro en la calle, no hay necesariamente un peligro real. Sin embargo, si un perro agresivo salta sobre esa persona, es muy normal que tenga miedo. Ése es el verdadero miedo.

Cuando experimentas un miedo real, tu cuerpo sabe exactamente cuánta adrenalina necesita producir para permitirte afrontar la situación, ya sea salvándote o enfrentándote a ella.

Hay que reconocer que en este mundo hay muchos más miedos irreales que reales. Retrocede unos meses en tu vida. ¿Cuántas veces en los últimos tres meses has experimentado un miedo real, es decir, una situación que realmente pone en peligro tu vida o tu cuerpo?

Todos los demás miedos están basados en el pensamiento. Cuando un miedo es frecuente, es porque corresponde a un recuerdo ligado a una creencia que desarrollamos hace mucho tiempo. Por lo general, uno de nuestros padres, o ambos, tienen la misma creencia que nosotros, por lo que reviven constantemente el miedo. Por ejemplo, el niño recibe y acepta nociones de miedo como resultado de la sobreprotección de los padres (miedo a que el bebé se caiga y se haga daño, se resfríe, enferme, etc.). Creen que tener miedo es un comportamiento normal y habitual como padres. Incluso creen que están siendo buenos padres cuando lo hacen.

Ya he mencionado en este libro que, a través de sus pensamientos y creencias, las personas se forman una imagen en el mundo invisible. Esta imagen también se llama «elemental» o «forma de pensamiento». Este pensamiento toma forma, se materializa y se hace realidad en el mundo visible. Cuanta más energía le proporcionemos, más alimentaremos a este elemento.

Esto seguramente te ayudará a entender por qué una persona que teme ser robada o violada tiene muchas más probabilidades de que le ocurra que a otra que nunca piensa en ello. Por sus formas de pensamiento, estas personas preparan el escenario para que les suceda. Todo ocurre de forma inconsciente. **Atraemos hacia nosotros lo que creemos y en lo que ponemos mucha energía. Cuanto mayor sea el miedo, más rápido lo haremos**. Tomar conciencia de ello ayuda ciertamente a gestionar nuestros miedos, pero por desgracia la mayoría de ellos resultan ser inconscientes.

En psicología se dice que el ser humano es consciente de apenas un 10 % de todo lo que hay en su interior. Esto significa que la mayoría de nosotros somos en un 90 % inconscientes de nuestros miedos, creencias, sentimientos y emociones, etc.

Aprendiendo a ser más consciente, haciendo muchos ejercicios de amor y conciencia, muchos de estos miedos inconscientes saldrán a la superficie. El gran regalo será que al aprender a reconocerlos, podrás manejarlos y controlarlos más.

Tomemos el ejemplo de un niño de cuatro o cinco años que se queda con una tía a la que apenas conoce mientras sus padres están fuera. Reacciona con fuerza al pensar que ha perdido a sus padres. Se siente rechazado y abandonado.

A partir de ese momento, decide que el rechazo y el abandono son intolerables de soportar mientras sigue temiendo que la situación se repita. A lo largo de su vida, su miedo le lleva a más y más situaciones de rechazo o abandono con las personas que le importan.

La decisión tomada en la infancia le afectará hasta que descubra su gran miedo y sea capaz de controlarlo. Los miedos son tan sutiles que crecen, adquieren proporciones enormes y se van filtrando en la persona hasta convertirse en fobias.

Hay una gran variedad de miedos y fobias: miedo a la oscuridad, al agua, a los túneles, a los puentes, a los ascensores, miedo a estar encerrado en un lugar pequeño, miedo a ruborizarse, a engordar, a no tener suficiente dinero, a estar enfermo, miedo a los animales, a las arañas, al tráfico, a las alturas, a los gérmenes, a las multitudes, a la muerte, miedo a los accidentes, al fuego, a los aviones, a las inyecciones, ¡y muchos otros!

Hay miedos aún más sutiles: los de no estar a la altura de una situación, de que se rían de ti, de herir a los demás o de ser herido, de no ser aceptado, de ser criticado o acusado, de ser rechazado, humillado, traicionado, abandonado… ¿Ves cómo los miedos tienen un enorme control sobre todos nosotros?

Es obvio que si tus padres o los que hicieron el papel de padres estuvieron invadidos de miedos, tendrías que hacer un mayor esfuerzo para superar cada uno de ellos y liberarte de ellos. Te recuerdo que tus padres no te transmitieron sus miedos. En el plano anímico, tú tienes los mismos miedos que ellos y están ahí para llamar tu atención. Tus padres también te atrajeron hacia ellos para que tomaras conciencia de sus miedos inconscientes.

Según las investigaciones en este campo, se dice que los hombres experimentan muchos menos miedos y fobias que las mujeres. ¡La razón de esto puede ser que los hombres son menos propensos a dejarlos ver! Creo que cada persona tiene un nivel de miedo diferente, ya sea hombre o mujer, y que estos miedos difieren de una persona a otra.

¿Cómo se convierte un miedo en una fobia, es decir, un miedo tan grande que provoca la pérdida de control o acciones exageradas? El grado de un miedo es siempre proporcional al grado de la creencia que lo alimenta. Esta creencia está determinada por el sufrimiento que se experimenta cuando se activa una herida del alma y el pensamiento de lo que sucedería si el objeto de nuestro miedo se manifestara.

A lo largo de los años, también me he dado cuenta de que cuando el miedo llega a ser tan grande que se convierte en una fobia, existe un gran resentimiento u odio hacia un padre al que hemos responsabilizado del miedo.

Suelen acentuarse en momentos de cambios importantes o cruciales en nuestra vida. El orden de estos cambios varía de una persona a otra y podría definirse como: la llegada de un hermanito o su separación, el comienzo de la escuela, la adolescencia, la edad adulta, el matrimonio, el nacimiento de los hijos, el cambio de residencia o de trabajo, el divorcio o cada muerte de un ser querido.

Según una investigación realizada en el momento de escribir este artículo, las fobias más comunes en Estados Unidos varían de un año a otro: 60 % agorafobia, 22 % enfermedad o lesión, 8 % muerte y multitudes, 4 % animales, 2 % oscuridad, 2 % altura, 2 % otras fobias.

Como puedes ver, la agorafobia es la fobia más común. Pero ¿qué es exactamente la agorafobia?

Agorafobia significa «miedo a la plaza pública». Es la fobia más común y se caracteriza por un miedo irracional a los espacios abiertos y a los lugares públicos; en concreto, un marcado temor a alejarse de un lugar y/o persona seguros. Así, el agorafóbico teme estar solo en lugares públicos de los que sería difícil escapar y de los que no hay ayuda rápida en caso de malestar.

Los individuos con este problema no son enfermos, y mucho menos enfermos mentales, como se percibe generalmente… y de forma peyorativa, aunque este miedo se origine en nuestra mente.

La agorafobia es una reacción emocional inculcada desde la infancia o la adolescencia. Sin embargo, el miedo y las sensaciones que experimenta el agorafóbico se vuelven excesivamente potentes. Los síntomas fisiológicos pueden incluir palpitaciones, mareos, tensión o debilidad muscular, sudoración, dificultades respiratorias, náuseas, sofocos, etc. Como no saben lo que les ocurre, los agorafóbicos malinterpretan estos síntomas y temen perder el control, desmayarse, sufrir un infarto, volverse locos o morir. En realidad, las catástrofes previstas casi nunca se producen. Del mismo modo, el agorafóbico no pierde el control, sino que siente o teme perderlo, o la mayor parte del tiempo **tiene miedo de tenerlo**.

Una primera crisis de conciencia suele producirse tras uno de los grandes cambios mencionados anteriormente. La amenaza constante de no saber cuándo o dónde puede producirse una nueva crisis le mantiene en un perpetuo estado de alerta y le lleva a evitar cada vez más cualquier situación que le provoque ansiedad. Huirá de cualquier lugar que le parezca lejano a su persona o lugar de seguridad.

La agorafobia siempre va acompañada de estados de ansiedad y pánico muy elevados. Esto suele provocar una alteración del sistema hormonal y no es infrecuente que los agorafóbicos sufran hipoglucemia.

Según nuestras observaciones, el origen de la agorafobia vendría de una ansiedad de separación sentida a una edad muy temprana, cuando el individuo habría perdido o habría tenido miedo de perder a una persona que le aportaba seguridad emocional y con la que estaba fusionado. Es el tipo de persona que se funde fácilmente con los demás y casi siempre se siente responsable de su felicidad, especialmente de la de sus seres queridos. Por ello, está constantemente al acecho en presencia de los demás para prevenir posibles desgracias.

El agorafóbico teme la muerte de sus seres queridos, porque cualquier muerte le recuerda la angustia que vivió cuando era joven. En consecuencia, cada muerte se experimenta como si se perdiera una parte de sí mismo. Su propia muerte le asusta porque le resulta difícil concebir la posibilidad de separarse de sus seres queridos. Cualquier cambio –que se experimenta como una muerte simbólica– despierta la ansiedad del agorafóbico y aumenta su grado de agorafobia.

Las estadísticas muestran que hay más mujeres que hombres que sufren fobias, pero es difícil tener cifras exactas porque los hombres son menos propensos a admitirlo. También creo que a los hombres les cuesta más admitir sus miedos para no parecer débiles. En cuanto a la agorafobia, tanto los hombres como las mujeres tienen miedo de ser vistos como locos y ésta es otra razón para no hablar de ello.

Durante los talleres, a menudo escuché a las mujeres decir que su pareja utiliza el alcohol o las drogas para evitar sentir un gran miedo. Algunos hombres que podían relacionarse con la descripción de la agorafobia también me dijeron que beben más alcohol cuando creen que tienen que enfrentarse a un miedo. Por ejemplo, antes de volar llegan temprano para tener tiempo de tomarse unas copas antes de partir.

El enfermo de agorafobia debe ser consciente de que no existen curas milagrosas que eliminen instantáneamente todos los síntomas asociados a la agorafobia. La mejor manera, que ha tenido mucho éxito con los clientes de Listen to Your Body, es practicar la noción de responsabilidad, es decir, dejar de creer que son responsables de la felicidad o infelicidad de los demás.

Si te consideras una persona agorafóbica o ansiosa, te sugiero encarecidamente que vuelvas a leer el capítulo sobre la responsabilidad, y sobre todo que lo pongas en práctica.

En cuanto a los miedos en general, el primer paso es aceptar que se tiene ese miedo por el momento, acogerlo, mientras se recuerda que un día se podrá dejar de creer en ese peligro irreal. Entonces, nada te impide empezar a actuar frente al miedo, una acción que te llevará hacia lo que quieres y no hacia lo que no quieres. Esto te dará valor. Empieza con pequeñas victorias diarias. Por ejemplo: si tienes miedo a las alturas, puedes aventurarte a un nivel ligeramente superior. Si tienes miedo a los animales, puedes acercarte a ellos eligiendo primero un animal pequeño.

Por muy pequeñas que sean las victorias, es importante felicitarse. Toda persona, ya sea un niño o un adulto, debe ser alentada en cada victoria. No se puede razonar con el miedo. Intentar superar tus miedos mediante el razonamiento no funcionará y no es la solución a largo plazo. El método más eficaz es la aceptación seguida de la acción.

El empleado que teme a su jefe pero quiere pedir un aumento de sueldo no llegará a ninguna parte si se queda sentado en el escritorio. Lo mejor es llamar a la puerta del jefe, entrar en el despacho y explicarle el motivo de su visita, procurando expresar su miedo y su orgullo por haber encontrado el valor para pasar a la acción.

¿Crees que los demás te juzgarán como débil si admites tu miedo? Por el contrario, se necesita humildad, valor y fuerza interior para hacerlo. Expresar tu miedo te ayuda a aceptarlo más y a que te resulte más fácil superarlo.

Las personas que viven con miedo constante están atormentadas por la vocecita interior de CANTA, que las atormenta constantemente día y noche. Intentar eclipsar esta voz bebiendo o tomando drogas o haciendo cosas que te mareen no es, desde luego, la solución. Por el contrario, te impide enfrentarte a ella. Una vez pasado el efecto, la voz volverá, pero esta vez a todo galope.

En cuanto sientas miedo por algo, haz un balance de lo que pierdes o ganas con ello. Cuando veas que hay más que ganar que perder, es el momento de hacer un acto de amor hacia ti mismo dejando de resistirte.

Supongamos que tienes miedo de conducir por la noche. Si te resulta fácil encontrar a alguien que te lleve a donde quieras y disfrutas de la compañía, entonces tu miedo no te está haciendo mucho daño. Así que acéptalo. Si, por el contrario, tienes más que perder que ganar, debes actuar en consecuencia. Si el hecho de no conducir te impide ir a ciertos lugares o te obliga a quedarte solo en casa cuando no te gusta estar solo, es hora de seguir adelante. ¿Cuántas veces en tu vida has frenado tus acciones y palabras porque sentías demasiado miedo? Admitir o afrontar tu miedo te ayudará a actuar más de acuerdo con tus necesidades.

Otro aspecto perjudicial del miedo es que puede llevarnos a tomar malas decisiones. El miedo sólo puede convertirse en una guía si te mantienes alerta y consciente de lo que motiva tus decisiones. Es muy sabio recordar que **una decisión basada en el miedo nunca satisface una necesidad**. Esa decisión la toma tu ego.

Por ejemplo: unos amigos te invitan a ir con ellos a una taberna para ver un evento deportivo, una actividad en la que no tienes ningún interés. Aceptas sólo por miedo a desagradarles. Es una mala decisión porque está motivada por el miedo.

Estar motivado por el miedo sólo conduce a la decepción y a la insatisfacción, además de frenar nuestros deseos.

El amor propio se ve afectado y esto crea un gran malestar interior. Por otro lado, al tomar conciencia de tu miedo, te ayuda a orientarte hacia la elección correcta para ti, como viste en el ejemplo anterior.

Cuantos más miedos acumules, más te abres a los miedos de los demás, que están en lo invisible a tu alrededor. Los recogerás y dejarás que te penetren mientras no hayas aprendido a dominarlos. Por lo tanto, es importante enfrentarse a ellos, decidir estar más alerta para descubrirlos y dominarlos. Después, date el derecho de haber creído en esos miedos y decide lo que quieres en su lugar. Lo único que te queda es pasar a la acción. Para ayudarte a hacerlo, puedes hacerte la siguiente pregunta: «¿Qué es lo peor que podría pasarme si…, y si eso ocurriera, sería capaz de manejarla?».

Culpabilidad. Ésta es otra emoción que recorre la vida de muchas personas. Los seres humanos se han convertido en expertos en el arte de sentirse culpable. Todo el mundo se siente culpable en algún momento sin serlo realmente.

Ser culpable, según nuestras leyes humanas, es saber que estamos haciendo algo perjudicial para alguien o para nosotros mismos. Mira dentro de ti. ¿Cuándo fue la última vez que actuaste conscientemente para dañar o herir deliberadamente a alguien? Es posible que tengas dificultades para averiguarlo. A nivel humano, muy pocas personas son realmente culpables. Según las leyes espirituales, nunca somos realmente culpables.

Por ejemplo, puedes haber insultado a alguien sin ninguna mala intención. Os enfadáis y empiezas a sentirte culpable: no debería haber dicho eso, habría sido mejor que hubiera dicho otra cosa o que me hubiera callado de una vez. En ese momento, tómate el tiempo de parar y preguntarte: «¿Soy culpable o no? ¿Hablé con esta persona con la intención de hacerle daño? ¿Lo hice de forma intencionada y consciente?». Si no es así, no eres culpable de nada, ni tienes que pedir perdón ni sufrir por la culpabilidad.

Sin embargo, si ya te han herido y quieres vengarte de alguien haciéndole daño, será más difícil que no te sientas culpable. Hay que saber que cuando queremos hacer daño a alguien, es porque estamos demasiado heridos. Dejamos que nuestro ego nos convenza de que la venganza es la única forma de sentirse mejor. Sólo el dolor intenso lleva a dañar o herir a alguien, consciente y voluntariamente. De acuerdo con las leyes divinas, no hay villanos, sólo sufridores.

Mientras lees estas líneas, piensas: «¿Así que todo el mundo tiene derecho a hacer daño a cualquiera? ¿En qué mundo viviremos si todos piensan y actúan así?». Este tipo de reflexión mental se producirá cada vez con menos frecuencia a medida que los seres humanos sean más conscientes de la ley de causa y efecto. En realidad, no es muy inteligente hacer daño o perjudicar a los demás sabiendo que siempre recogemos lo que sembramos.

En cambio, tu energía debe utilizarse para ser cada vez más inteligente y consciente de las situaciones en las que te acusas a ti mismo. ¿Con qué frecuencia te acusas injustamente, te insultas y te culpas por olvidar algo, por ejemplo? ¿No crees que siempre haces lo mejor que puedes en cada momento? No tienes que culparte a ti mismo. **Aprende a quererte más, a aceptar tus límites, tu parte humana. Entonces te será más fácil aceptar las imperfecciones de los demás.**

Si estuvieras visitando a tu madre y accidentalmente rompieras uno de sus objetos favoritos, ¿cuál sería tu primera reacción? ¿Te sentirías culpable y te llamarías torpe? ¿Tenías la intención de romper el objeto sólo para herir sus sentimientos? No, ocurrió sin que tú intentaras conscientemente romperlo. Entonces, ¿por qué enfadarse, golpearse la cabeza o culparse? Esto es tan cierto para ti como para los demás. Desde luego, no eres el único en la Tierra que a veces es torpe, irreflexivo u olvidadizo.

Recuerda que culpas a los demás por las mismas cosas y en el mismo grado que te culpas a ti mismo. Ésta es una buena manera de tomar conciencia de la culpa que sientes. **Cuando acusas a otra persona, eso demuestra que cada vez que lo haces te acusas a ti mismo de la misma manera o no te atreves a hacerlo por miedo a sentirte culpable. Así que ya no eres tú quien gestiona tu vida, sino tu ego.**

Siempre es tu ego el que te acusa, a través de la voz de CANTA, porque teme por ti las posibles consecuencias en esta situación. Recuerda que siempre te mantiene en los miedos de tu pasado. Eso es todo lo que sabe. No sabe vivir el momento.

¿Por qué seguimos sintiéndonos tan culpables? Porque nos empeñamos en creer que cuando nos sentimos culpables es señal de remordimiento, de buenas intenciones y, por tanto, de ser percibidos como una buena persona, lo cual es totalmente falso. Tenemos que darnos cuenta a toda costa de que esto no funciona. Cuanto más nos acusamos, más lo repetimos. Como cuando nos acusamos de perder la paciencia, de comer demasiado, de ser adictos a una sustancia, de no tener fuerza de voluntad, de ser incapaces de expresar nuestros sentimientos, emociones, etc. Seguramente te habrás dado cuenta de que cuanto más te prometes dejar un comportamiento, más vuelves a empezar y más te culpas. Es un círculo vicioso que no te hace ningún bien.

Por otro lado, debes saber que aunque tus acusaciones hacia otra persona sólo estén en tu mente, la persona afectada las recibe de forma invisible, sin siquiera ser consciente de ello. Ya sea un pensamiento de odio, de ira, de acusación o de amor, siempre llegará a la persona afectada. Puede que te resulte difícil aceptar o entender esta teoría de que todo está conectado en el mundo invisible, pero podrás comprobarlo por el malestar que experimentas en presencia de esta persona, lo cual también es experimentado por ambas partes.

Otra forma de descubrir tu culpabilidad es prestar atención a tus palabras. ¿Tienes innumerables excusas? Una persona que pasa mucho tiempo disculpándose suele sentirse culpable. Se dice que **cuando alguien se disculpa, se acusa a sí mismo**.

Cuando te empeñas en revivir la misma culpabilidad una y otra vez, acabas provocándote un accidente. Tu superconciencia te enviará este mensaje para advertirte de que esta actitud de culpabilidad es peligrosamente perjudicial para ti. El accidente es un castigo en sí mismo para librarte de la culpabilidad.

Creemos que castigándonos seremos menos culpables y que habremos pagado nuestra deuda. Esto es lo que hemos aprendido desde nuestra infancia. Cuando hacemos algo que se considera malo, tenemos que pagar un precio, sea cual sea.

Cada accidente está conectado con un mensaje de tu poder interior, que quiere ayudarte: ¿Por qué insistes en sentirte culpable, en acusarte injustamente? **Con este accidente, quiero llamar tu atención sobre el hecho de que no eres culpable, ¡que eres simplemente un ser humano con miedos y límites!** Las consecuencias o la gravedad del accidente serán del mismo grado que la culpabilidad. Cuanto más tiempo se experimente la culpa, más dolorosas serán las consecuencias para ti.

EJERCICIOS PARA ASIMILAR ESTE CAPÍTULO

1) Elige uno de tus miedos (puedes empezar con uno pequeño), y date el derecho de haberlo creado y de vivirlo por el momento.

2) Visualiza cómo sería tu vida sin ese miedo.

3) A continuación, toma medidas para solucionarlo.

4) Haz también una lista de las culpabilidades que has sentido en los últimos tres días. Esto te ayudará a ser más consciente. (Si tienes dificultades, puedes pedir ayuda a alguien cercano).

5) Acepta que ahora eres lo que te acusabas de ser, recordando que todos tenemos las cualidades de nuestros defectos y que es normal y humano experimentar ambos aspectos de la misma actitud.

6) Además, comprueba si puedes encontrar la culpa del último pequeño accidente que te ha ocurrido. Puede ser que te hayas hecho daño en el dedo mientras jugabas. ¿En qué estabas pensando en ese momento? ¿De qué te sientes culpable?

7) Aquí tienes una afirmación que debes repetir cada vez que CANTA te haga sentir miedo o culpa. Si sufres una fobia, tendrás que repetir esta afirmación muy a menudo:

SOY EL ÚNICO DUEÑO DE MI VIDA
Y TODA CONCIENCIA QUE NO SEA LA MÍA
SE LIBERA INMEDIATAMENTE.

Capítulo 14

CÓMO EXPRESAR TUS EMOCIONES

Éste es un capítulo que muchas personas me han dicho que esperaban con ansias: cómo expresar tus emociones. Si has estado aplicando muchos de los elementos del principio del libro, seguramente te será más fácil en este momento expresar una emoción en el amor y la aceptación.

Pero primero ¿qué es una **emoción**? Es una perturbación, una agitación temporal provocada por una causa externa o interna, influida por nuestras creencias. Nuestras emociones provienen de nuestras expectativas, que están presentes debido a nuestra incapacidad de amar adecuada y verdaderamente. El amor cura y el odio destruye. En este sentido, cuanto más proviene la emoción del odio, más violentamente destruye a su dueño.

La diferencia con un **sentimiento** es que éste último consiste en la capacidad de sentir lo que ocurre dentro de uno mismo, sin interferencia de ningún juicio de valor. En otras palabras, es posible sentir algo beneficioso o no beneficioso sin que se pueda calificar como bueno o malo. Por ejemplo, podemos sentir un gran miedo en una situación y sentirlo dentro de nosotros sin juzgarlo. Sin embargo, si nos acusamos a nosotros mismos de tener miedo y ser débiles, o si acusamos a otra persona de habernos asustado, entonces esto se convierte en una emoción. En resumen, es una **emoción** si hay una **acusación**, y sigue siendo un sentimiento si no hay **acusación** o juicio de valor.

Cuando sentimos de verdad (sentimiento), la energía fluye bien, libremente. Pero cuando experimentamos una emoción, la energía se bloquea en el plexo solar y nos sentimos drenados de energía. Por eso es muy importante y beneficioso saber gestionar nuestras emociones para recuperar nuestra energía natural. La mejor manera de gestionar cualquier emoción es expresarla a medida que surge.

¿Qué significa expresar una emoción? ¡Ésa es una gran pregunta! La gente me ha hecho esta pregunta muchas veces: «Llevo años en terapia y me dicen que exprese mis emociones, pero no se me dice qué significa eso ni se me dan herramientas concretas para hacerlo. ¿Debo llorar, gritar, golpear la mesa? ¿Qué debo hacer? ¿Cómo debo actuar?».

Por eso he desarrollado un método concreto y muy eficaz para expresar una emoción. Es importante saber que una emoción incontrolada tenderá a repetirse una y otra vez en situaciones similares.

Tomemos el ejemplo de la mujer que tiene la costumbre de humillar a su pareja delante de la familia o los amigos. Si no le gusta algo de su vida en común, esperará a que estén con otras personas para quejarse o intentar dar su opinión. Su cónyuge experimenta entonces las emociones de sentirse humillado y traicionado. Se enfada por dentro y se pregunta por qué nunca se dirige a él cuando están solos en casa. Cuando llega a casa, se enfada, pero no cambia nada. La pareja vuelve a empezar y se repite una y otra vez la misma escena emocional y argumentativa.

¿Cuántas emociones han estado burbujeando constantemente desde que eras joven porque no sabías cómo expresarlas adecuadamente? De las formas comunes de expresar las emociones que enumeraré a continuación, te sugiero que tomes nota de cuáles son aquéllas en las que te reconoces.

En primer lugar, una forma habitual de expresar una emoción es comer, a veces en exceso, y la mayoría de las veces alimentos que el cuerpo no necesita. De hecho, creemos erróneamente que nos hará bien mimarnos de esta manera o distraernos ingiriendo analgésicos, tomando drogas, quedándonos dormidos frente al televisor, yendo al cine, durmiendo.

Algunas personas prometen hablar de lo que ha provocado su emoción con la persona afectada para aclarar la situación, pero lo van posponiendo, esperando el momento perfecto, y a menudo acaban por no hacerlo. Algunos fumarán más o tomarán alcohol, mientras que muchos optarán por ignorar y reprimir su ira como si no hubiera pasado nada. Algunos se volcarán en su trabajo, mientras que otros gritarán, se lamentarán o simplemente se enfadarán. También hay quienes se dedican a un deporte a veces violento, mientras que otros acusan a la persona en cuestión directamente o con el pensamiento.

Del mismo modo, algunas personas se reirán de ello, fingiendo que no les afecta, o dirán en cambio: «La perdonaré. No es su culpa, no sabe lo que hace», mientras se niegan a asumir la responsabilidad. Finalmente, muchos decidirán no hacer nada, diciéndose que con el tiempo todo se arreglará.

Una de las formas más comunes de lidiar con la ira –cualquier emoción incluye ira expresada o reprimida– es desahogarse con otra persona. Muchas personas se han convertido incluso en expertos en esto. Por ejemplo, un hombre llega a casa del trabajo de mal humor, y «cuenta» a su pareja su miserable día. Sin embargo, desahogarse de esta manera nunca ayuda a la situación y puede crear varios problemas en su relación. Nadie gana de esta manera. Después de enumerar sus insatisfacciones, tiene expectativas en su pareja, quiere ser reconfortado y, sobre todo, quiere que ella le dé la razón para satisfacer su ego. En caso de que cumpla sus expectativas, exclamará satisfecho: «¡Ah, ha sido un placer hablar contigo de esto! ¡Siempre tienes la palabra justa para mí!».

Pero, realmente, ¿qué se ha arreglado en su vida? Nada. Se desahoga y su compañero le deja aprovechar su energía. Después de varios meses, o incluso años, ella se sentirá cada vez más «agotada» hasta que altere su relación para siempre. Con el tiempo, ella tendrá cada vez menos ganas de estar en contacto con él, de comunicarse y, sobre todo, de escucharle. Por supuesto, la misma situación puede darse entre amigos.

Vaciar la bolsa de esta manera produce una ilusión de energía renovada, pero hay que tener en cuenta que este estado es sólo temporal. Por lo general, la persona comenzará a desahogarse de nuevo en los días siguientes con cualquiera que le permita hablar de sus problemas. Quien soporta o tolera este tipo de victimización sin que se plantee ningún intercambio o solución gana poco o nada, ya que se deja vaciar de energía, con lo que ambos salen perdiendo. En cuanto vuelva a ocurrir el mismo tipo de situación, la persona que se ha desahogado revivirá las mismas emociones, haciéndose creer que tiene razón y alimentando su ego.

No estoy diciendo que nunca escuches a nadie hablar de sus problemas. Sin embargo, si lo haces por compasión, la mejor ayuda que puedes darles es devolverles la responsabilidad, en lugar de creer que es tu trabajo arreglar su problema. He aquí una sugerencia. En primer lugar, escucha con atención a la persona afectada hasta que haya terminado y luego dile lo siguiente: «Puedo entender tu problema en esta situación. Ahora, lo que realmente quiero escuchar es qué piensas hacer para salir de tu problema. ¿Has pensado en alguna solución?».

Si esta persona te responde: «¿Qué quieres que haga? No tengo elección, es culpa de la otra persona, no hay nada que pueda hacer al respecto», entonces dile con delicadeza que no estás dispuesto a seguir escuchando sus problemas si se niega a responsabilizarse de ellos, y sobre todo a reconocer lo que tiene que aprender de esta situación.

Si se niega categóricamente a hacer algo, es porque aún no ha tenido suficiente. No ha llegado a su límite. Muchas personas parecen revolcarse en sus problemas; o los utilizan para llamar la atención o no se quieren lo suficiente como para aceptar que tienen todo lo necesario para mejorar su calidad de vida. No se dan cuenta de que si siguen aportando energía a un problema, alimentándolo, éste se hace cada vez mayor.

Pero es de esperar que una respuesta de este tipo por su parte sea recibida con malos sentimientos. La persona puede encontrarte injusto y duro. Por otro lado, puede que la hayas agitado lo suficiente como para que se dé cuenta de que ya es hora de que haga algo constructivo con su vida. Además, si sólo estabas en su vida para ayudarla a desahogarse, te dejará y buscará a otra persona con la que hacerlo. De este modo, conservarás tu energía. Ésta es la diferencia entre «compartir» y «desahogarse».

«Compartir» es contar una situación, un acontecimiento desagradable, con el objetivo de encontrar una solución o realizar un cambio para remediarlo. Como tal, este intercambio está destinado a ser sin expectativas. Por eso es importante que los dos miembros de la pareja aprendan a compartir las alegrías y los sinsabores de su vida como lo hacen dos grandes amigos. Compartir es también asumir la responsabilidad de todo lo que nos sucede. Contar en voz alta lo que nos pasa nos ayuda a menudo a encontrar la solución por nosotros mismos. En resumen, todo lo que necesitábamos era un oído atento.

Como puedes ver, hay muchas formas de expresar una emoción. Las más dañinas son aquellas en las que no reaccionas, en las que haces como si no te molestara. Este comportamiento significa tragarse las emociones y estar en negación. A menudo oímos: «De ninguna manera voy a decirle que me hizo enfadar, que me molestó».

Tragarse las emociones es a menudo la causa del exceso de peso y conduce automáticamente a una serie de problemas físicos, especialmente en el sistema digestivo. Se dice que la última enfermedad de las emociones reprimidas e inexpresadas es el cáncer. Se trata de emociones retenidas, o incluso negadas, desde la infancia y que acaban reventando el sistema, y las células en el proceso.[1] Intentar liberar una emoción comiendo o bebiendo demasiado, gritando o haciendo deporte no es tan perjudicial como reprimirla y guardarla entera; es simplemente una forma no beneficiosa de sacar nuestra ira. La ira puede disiparse, pero sólo temporalmente. Además, al estar reprimida en tu interior, la ira acabará saliendo con más fuerza.

Te invito a que utilices el ejercicio que te explico a continuación para expresar una emoción y se convertirá en una herramienta que podrás utilizar el resto de tu vida. Una vez que hayas realizado este ejercicio con el corazón, no volverás a experimentar las mismas emociones cuando surja una situación similar en tu vida. Verás que la situación está ahí, pero que al vivirla con el corazón, no la interpretarás como antes. ¡Esto es maravilloso! Disponer de una herramienta así para mejorar tu vida es simplemente fantástico. Pero recuerda que sólo puede ser útil cuando la utilizas con inteligencia y con el corazón. Una herramienta abandonada en un cajón no supone ninguna diferencia en la vida de las personas.

Esta herramienta contiene siete pasos, de los cuales los cinco primeros debes realizarlos en soledad y en un ambiente tranquilo. En este sentido, te sugiero que anotes todo lo que experimentas mientras los realizas. Cuando te acostumbres a utilizar esta herramienta, ya no tendrás que escribirlo todo porque te vendrá espontáneamente.

En primer lugar, es muy importante **determinar cuáles son las emociones** para ver qué está sucediendo en nuestro interior. Para ello, comprobamos qué juicios hacemos sobre la persona con la que tenemos una dificultad o un conflicto. Tenemos que preguntarnos de qué

1. Véase el libro *Le cancer - Un livre qui donne de l'espoir,* de Lise Bourbeau.

estamos acusando a esta persona. Entonces es más fácil saber exactamente cómo nos sentimos con estos juicios. ¿Es dolor, ira, decepción, frustración, miedo, ansiedad, resentimiento, agresión...? Sean cuales sean las emociones que te abruman, es necesario descubrirlas. Debes saber que cuando experimentas una emoción (acusación), siempre hay ira y dolor asociados a ella. Por lo tanto, es aconsejable identificar sin demora el mayor número posible de sentimientos y sensaciones en cualquier situación de conflicto y emoción.

El segundo paso es un poco más difícil. Se trata de **aceptar la responsabilidad** de lo que estás experimentando, asumiendo el hecho de que tus emociones fueron creadas por ti –por tu ego– debido a tu percepción del incidente y tus expectativas que no se cumplieron. La mayor causa de tus emociones es el miedo que tienes hacia ti mismo en este tipo de situaciones, que distorsiona tu interpretación de los hechos y la intención de la otra persona.

Tomemos el siguiente ejemplo. Uno de tus compañeros, al que conoces desde hace tiempo, llega al trabajo en un Mini Cooper descapotable. Cuando lo ves, piensas que es demasiado viejo para este tipo de coche. Piensas: «Debería hacerle un favor y mencionarle que este coche no le conviene. Puede que piense que es adecuado, pero es todo lo contrario. Alguien tiene que decírselo, porque parece que no se da cuenta». Así que decides ser el alma bondadosa que tiene que hacerle ese favor.

En este contexto, este amigo puede reaccionar de diferentes maneras. Por un lado, es posible que te dé las gracias y parezca satisfecho con tu honestidad: «Es muy amable por tu parte. Es la primera vez que compro un descapotable. Me parece muy valiente que te hayas atrevido a decirme lo que piensas. Gracias». Por otro lado, podría decidir mantenerse neutral y decir: «Bueno, no le gusta este tipo de vehículo. Todo el mundo tiene derecho a tener su propia opinión». En este sentido, no hará ningún tipo de escándalo y no experimentará ninguna emoción. Por último, este colega también podría sentir rabia al pensar: «Yo no le pedí nada; no le pregunté nada. ¿Quién se cree que es para decirme esas cosas? Cuando tenga la oportunidad, no la desaprovecharé y también me tomaré la libertad de echarle en cara mi opinión». Esta ira también puede ser reprimida o expresada verbalmente. ¿Cuántas veces has experimentado emociones cuando alguien te ha dado su opinión sin que le hayas preguntado?

Siguiendo con este último ejemplo, tanto si se expresa la ira como si no, debemos encontrar necesariamente la causa. En definitiva, ¿qué es lo que provoca estas emociones? ¿Los comentarios o la forma en que interpretó las palabras de la otra persona? De hecho, todas nuestras emociones provienen de la misma fuente: el ego que quiere tener razón a toda costa. Pero la realidad suele ser muy distinta. **Debes darte cuenta de que nunca es culpa de los demás. ¡Nunca! Sin excepción. Según la gran ley de la responsabilidad, somos los únicos responsables de todas nuestras emociones**.

Volvamos al ejemplo de la mujer que humilla a su marido delante de la familia o los amigos. La actitud del cónyuge sería diferente si asumiera la responsabilidad de su emoción. Se daría cuenta de que sus expectativas provienen del hecho de que le gustaría que su cónyuge se expresara en privado y, como tal, sería capaz de aceptar que ella no pueda hacerlo en este momento.

Para ser responsable, hay dos cosas muy importantes que este hombre debe recordar: 1) Comprobar de qué acusamos al otro; 2) Identificar el miedo que nos tenemos a nosotros mismos.

Se da cuenta de que acusa a su pareja de ser irrespetuosa en este tipo de situaciones. Entonces, tiene miedo de ser menospreciado, humillado, rechazado por su pareja y por los demás presentes, y por lo tanto, tiene miedo de no ser amado. Esta etapa le llevará invariablemente a la tercera etapa, que es la reconciliación con su pareja.

La etapa de **reconciliación** se logra poniéndose en el lugar de la otra persona. La mejor manera de hacerlo es recordar que todo lo que experimentamos, la otra persona lo experimenta de la misma manera que nosotros, pero estrictamente *en el nivel* del SER.

En el ejemplo anterior, este hombre necesita reconocer y admitir que su pareja también le acusa de ser irrespetuoso con ella. Esto puede ser en la misma situación o en otra. ¿Por qué puedo afirmar que las acusaciones o los juicios son los mismos para ambos? Por la inmutable ley de causa y efecto. De hecho, siempre cosechamos todo lo que sembramos. Así que este hombre sembró para ser irrespetuoso antes de cosecharlo. Por eso atraemos a ciertas personas a nuestra vida, para tomar conciencia de aspectos de nosotros mismos que no queremos ver. Es más fácil que los veamos en los demás, lo cual es una gran manera de que el ego nos juegue una mala pasada.

Entonces deberá sentir que su pareja experimenta los mismos temores que él, aunque se refiera a otras situaciones. Ella tiene miedo de ser humillada, rebajada, rechazada y no amada por él. En su introspección, debe preguntarse en qué circunstancias su compañero puede acusarla de ser una persona irrespetuosa y experimentar el mismo miedo que él. En este caso, se dará cuenta de que su pareja, debido a su miedo, es incapaz de expresarle en privado lo que está viviendo con él.

En cuanto sea capaz de sentir que su pareja está sufriendo en el mismo grado que él, le será más fácil desarrollar compasión hacia ella y dejará inmediatamente de estar molesto. Esto es abrir su corazón. Puede hacerlo aceptando su responsabilidad. Una vez que se haya puesto en el lugar de su pareja, sus emociones se irán disipando y no volverá a experimentarlas en el futuro en el mismo tipo de situación.

Y ahora pasemos a la cuarta etapa, que es la más difícil pero también la más importante. Ésta es la etapa del **verdadero PERDÓN**, que sólo se puede lograr cuando TÚ logras perdonarte a ti mismo. Perdonarnos a nosotros mismos significa darnos el derecho de haber sido lo que juzgamos que era el otro, darnos el derecho de experimentar el sufrimiento porque carecemos de amor por nosotros mismos y buscamos constantemente ser amados por los demás.

En realidad, es permitirnos haber acusado a la otra persona y haberla culpado por el sufrimiento que nos producen nuestras heridas. También es reconocernos a nosotros mismos el derecho de haber actuado con la otra persona de manera que haya despertado sus temores. Es tomar conciencia de que no teníamos intención de herirla, al igual que la otra persona no tenía intención de herirnos. Puede que te lleve mucho tiempo hacerlo, pero no importa, tómate el tiempo necesario para actuar antes de pasar al siguiente paso. Este ejercicio completa la apertura del corazón.

Este quinto paso, **conectar con uno de los padres**, puede ser muy útil para ayudarte a perdonarte a ti mismo. Para ello, sigamos con el mismo ejemplo. El hombre en cuestión tendrá que remontarse a su infancia o adolescencia y preguntarse cuándo experimentó el mismo sufrimiento, acusaciones, o emociones con su madre. ¿Por qué su madre? Porque lo que no se ha resuelto en nuestra vida emocional con uno de los padres se perpetúa con personas del mismo sexo que ese padre.

Ahora que este hombre ha abierto su corazón, podrá sentir que su madre experimentó los mismos miedos con él y su pareja que él con su pareja y su madre. Tendrá más compasión por el niño que lleva dentro y que ha experimentado estos miedos desde su primera infancia.

Con cada etapa, el perdón se experimenta más y más profundamente. El tercer paso, la reconciliación, era tener compasión por el otro para animarnos y ayudarnos a hacer lo mismo con nosotros mismos. El verdadero perdón sólo es completo cuando se logra el autoperdón. Por lo tanto, es la única manera de evitar volver a experimentar el mismo tipo de emociones en caso de que se produzcan situaciones similares.

El sexto paso consiste en comprobar **cómo te sientes al pensar en reencontrarte con la persona en cuestión** para compartir con ella tu proceso completo de toma de conciencia. Si te apetece, es señal de que realmente has asumido tu responsabilidad y estás en tu corazón. Si te resistes encontrando diferentes excusas para evitar el encuentro con la persona, significa que todavía no se ha completado un paso en tu corazón. Sea cual sea la situación que te impida expresarte, date el tiempo que necesites para hacerlo y ve a tu ritmo. Es bastante normal y humano tener más dificultad para dar los pasos si la situación despierta un gran sufrimiento que ha existido durante mucho tiempo. Si éste es tu caso, recuerda que es tu ego el que se resiste y le cuesta soltarse. Tu corazón, en cambio, sólo quiere expresar su amor por la otra persona y por ti.

Cuando te sientas preparado, el séptimo paso será **ir a decírselo a la persona** en cuestión. Muchas personas piensan que este paso no es necesario. Se dicen a sí mismas: «¿Para qué insistir en viejos rencores e ir a contarle a la otra persona lo que estoy pasando si de todos modos ya no la culpo? ¿Por qué no olvidarlo todo?».

Como humano, es normal tener esas reacciones. Sin embargo, debes saber que esto no es una buena idea, ya que pasar por esta etapa se considera tan importante como las demás. En este sentido, te ayudará a comprobar si realmente has estado en tu corazón o no a lo largo de las últimas etapas. Es tan fácil contarse historias, justificarse. Debemos permanecer siempre alerta para que el poder de nuestro ego no nos juegue una mala pasada.

Volviendo al ejemplo del hombre que es humillado por su mujer delante de sus amigos, he aquí cómo podría hablar con ella:

«Sólo quiero compartir contigo algo que he experimentado. Sabes, cuando cuentas a los demás las cosas que he hecho y que te han molestado sin decírmelo a mí primero, me hace sentir (enumerarlas). Recientemente he aprendido que experimento esto porque espero que me lo digas a mí primero, aunque estoy dispuesto a dejar que luego se lo digas a otros. He tomado conciencia del miedo que tengo por mí mismo cuando haces esto (enumerar los miedos). Quiero llegar algún día a estar bien, aunque no cumpla mis expectativas, pero por el momento no puedo, está más allá de mis límites. Pero dame algo de tiempo y lo conseguiré.

»También he aprendido que cuando estoy en una situación difícil con alguien, éste en realidad está experimentando lo mismo conmigo, incluso está sintiendo los mismos miedos y emociones. Cuando esto ocurre, me enfado tanto que te acuso de ser (hacer una lista). ¿Puedes decirme en qué circunstancias me juzgas igual? ¿Te hace sentir lo mismo? ¿Tienes los mismos miedos que yo?».

El hombre sólo le ha expresado lo que ha vivido, al tiempo que ha mostrado interés por lo que vive su pareja. No hay ninguna acusación, sino que se comparten sus sentimientos. ¿Comprendes lo importante que es para este hombre expresar sus emociones sólo después de haber aceptado toda la responsabilidad? Si no, su pareja se sentirá culpable o acusada. Lo ideal es que sienta que lo que vive su pareja no le pertenece.

Esta forma de expresar tus emociones es la mejor manera de hacerte dueño de ellas. Sin embargo, esta forma de compartir requiere práctica porque tu ego quiere manejarlo todo y seguir creyendo que todo lo que experimentas es culpa de la otra persona, que la única forma de sentirse bien es que la otra persona cambie. Seguro que has tenido la experiencia de querer cambiar a la otra persona y, al final, comprobar que no da ningún resultado. De hecho, ésta es la mejor manera de conseguir que nada cambie y que la situación persista.

Está muy bien estar libre de emociones porque te has responsabilizado de ellas. Pero si no consigues expresarlo a la persona en cuestión, perderás una magnífica oportunidad de sembrar el amor a tu alrededor. Al hacerlo, se crea un vínculo realmente beneficioso entre una pareja, entre amigos o entre padres e hijos. Acudir a la persona afectada y contarle lo sucedido es un acto de verdadero amor, de confianza en sí mismo y en los demás.

A partir de ahora te corresponde dejar de reprimir tus emociones, responsabilizarte de ellas y expresarlas a la persona afectada. No sólo experimentarás un cambio interior, sino también una importante transformación física. Puede que te sorprendas gratamente al comprobar que tu cuerpo está libre de muchas dolencias físicas. Además, a menudo se ha observado que después de expresar las emociones, el vientre del hombre se encoge. Es la zona del plexo solar la que se libera. Si notas que al final del día los pantalones te aprietan en la zona del estómago, tu cuerpo te está diciendo que has reprimido emociones durante el día.

Cuando aprendas a expresar tus emociones a lo largo del tiempo, verás florecer tu calidad de vida. Sin embargo, asegúrate de hacerlo con el corazón y no con la cabeza. No ganarás nada contándote historias. Sólo cuando hables con la persona en cuestión, sabrás realmente si estás en tu corazón. Si mantienes la esperanza de que la otra persona cambie sus acciones como resultado de hayas compartido con ella, es una señal de que no estás aceptando la plena responsabilidad de tus emociones porque todavía te aferras a las expectativas.

Renunciar a nuestro ego y dejar que nuestro corazón nos guíe siempre supone un gran cambio. Pongamos un ejemplo sencillo. Digamos que te molestan las puertas abiertas de los armarios de la cocina. Experimentas mucha frustración e incluso rabia cuando uno de tus familiares no las cierra. Finalmente, te das cuenta de que es un detalle trivial en la vida cotidiana y que no supone una gran diferencia en tu vida, en tus pensamientos, en tu «ser». Por lo tanto, puedes decirte a ti mismo: «A mí me gustan las puertas cerradas de los armarios, así que me toca cerrarlas». A partir de ese momento, como dejas de querer controlarlo todo y de esperar que los demás te hagan feliz a tu manera, dejas de experimentar emociones. Te molestan menos las puertas abiertas, ya no culpas a los demás y simplemente las cierras sobre la marcha.

Como cada acto de aceptación conlleva un cambio inesperado, te sorprenderá descubrir que las personas de tu familia las irán cerrando poco a poco por sí solas, sin ni siquiera darse cuenta. Ya no sienten la presión de que intentes cambiarlos. Éste es otro ejemplo de aceptación de tu corazón; ya no experimentas la situación de la misma manera. ¡Qué alivio!

Repitiendo este tipo de ejercicio, vas cortando poco a poco las ataduras con tus padres, porque cada vez que te reconcilias con una persona, lo haces de rebote con el progenitor con el que has experimentado o sigues experimentando las mismas emociones. Por otro lado, si este padre o madre aún vive, es una excelente idea contarle lo que has vivido con tal o cual persona y que, gracias a esa persona, te has dado cuenta de que le habías culpado. Lo importante es expresar lo feliz que estás de que la paz haya vuelto a tu corazón.

Ahora que tienes una herramienta maravillosa que ha demostrado su eficacia durante más de treinta años con miles de personas, te sugiero que empieces a limpiar tu interior, a liberarte. Recuerda que primero lo haces por ti, lo haces por tu propia liberación. Por supuesto que ayuda a la otra persona a liberarse, pero ése no debe ser el objetivo principal que te motive.

Si quieres expresar lo que has vivido con una persona que ya no es de este mundo, o con la que has perdido el contacto, retírate a un lugar tranquilo y colócate en una posición relajada. Relaja todas las partes de tu cuerpo. Una vez relajado, imagínate en una habitación sentado cara a cara con esa persona. Habla con ella como si estuvierais realmente juntos. Aunque el cuerpo de la persona no se perciba físicamente, su alma recibe el mensaje, esté o no viva.

Una última cosa antes de terminar este capítulo es recordar que nunca hay un fallo cuando se pasa por algo difícil con alguien. Simplemente sois dos humanos que sufren y pasan por lo mismo y por eso os habéis sentido atraídos el uno por el otro. Esta situación se ha producido para ayudaros a tomar conciencia y para que podáis realizar un acto de amor hacia vosotros mismos. Por eso no se hace este tipo de ejercicio para perdonar a la otra persona o para pedirle perdón.

De hecho, hacerlo significa que alguien es culpable. Si alguien se acerca a ti y te dice que te perdona por lo que hiciste en el pasado, probablemente entenderás que te está acusando de haber hecho algo malo en su momento. Esa persona no está asumiendo la responsabilidad en absoluto y no ha mirado dentro de sí misma lo que por su parte atrajo este tipo de acción. Como resultado, no te sentirás bien y ella no habrá resuelto nada, porque no ha aceptado la responsabilidad. Si tú o cualquier otra persona le vuelve a hacer eso, volverá a experimentar emociones similares.

Nos reconciliamos con los demás cuando dejamos de estar enfadados con ellos, mientras que el perdón sólo puede hacerse con nosotros mismos. **Cuando decimos «me perdono», estamos diciendo «me acepto, me doy el derecho de haber sido lo que antes consideraba malo, aunque no esté de acuerdo».**

EJERCICIOS PARA ASIMILAR ESTE CAPÍTULO

1) Busca a alguien con quien hayas experimentado emociones recientemente. Te sugiero que tomes una situación poco importante para empezar, una que no te cause demasiado dolor.

2) Teniendo cuidado de anotar todo, haz los primeros cinco pasos a solas contigo mismo. Esto te ayudará a ser objetivo y a aclarar la situación.

3) A continuación, dirígete a esa persona para expresarle lo que has vivido, como se sugiere en este capítulo.

4) Luego escribe cómo te sientes después de hacer este ejercicio.

5) Repite la siguiente afirmación tantas veces como puedas:

ACEPTO TODAS MIS EMOCIONES Y SÉ QUE TENGO EL PODER DE CONTROLARLAS ASUMIENDO MI RESPONSABILIDAD Y EXPRESÁNDOLAS A LA PERSONA AFECTADA.

Capítulo 15

LAS NECESIDADES DEL CUERPO EMOCIONAL

Al igual ocurre con las necesidades del cuerpo mental, si se descuida la satisfacción de las necesidades del cuerpo emocional, se producirán efectos no beneficiosos, y no sólo en el nivel emocional, sino también en los niveles mental y físico, porque estos tres cuerpos no pueden disociarse. Cualquier acción o cambio en uno de estos órganos afecta automáticamente a los otros dos.

A continuación encontrarás, por orden de importancia, las siete necesidades básicas que tienen el poder de nutrir tu cuerpo emocional. Cuanto más de este alimento le proporciones, más avanzarás hacia un mejor control de tus emociones mientras desarrollas tu capacidad de sentir. Por desgracia, muchas personas deciden no sentir, ignorar lo que ocurre en su interior por miedo a experimentar emociones. Es como si trataran de aislarse de su cuerpo emocional, de modo que éste queda bloqueado, privado de su energía. **Darse cuenta de que nuestro cuerpo emocional está hecho para sentir, sin experimentar emociones, ya es un paso para mejorar nuestro estado emocional**.

La primera necesidad es **la creatividad**.

La creatividad es la expresión de tu individualidad, que representa una necesidad primordial. No crear es destruirse a sí mismo o imitar a otros. Cuando no utilizas este aspecto de la creatividad, tu vida emocional se ve muy afectada. Todas las personas de la Tierra pueden crear, incluso los niños pequeños. No hay edad ni límite de tiempo para la creatividad. Puedes crear a lo largo de tu vida. Esta posibilidad existe en todas las personas, sin excepción, tanto a nivel personal como profesional. Si sientes que tu trabajo se ha vuelto demasiado monótono y que no te ofrece ninguna oportunidad de crear, debes compensarlo con otra actividad, como un hobby, por ejemplo.

Crear no significa necesariamente inventar algo nuevo. De hecho, la creatividad puede expresarse a través del bricolaje, la renovación, la elaboración de un plato con las sobras, la pintura, la música, la fotografía, la escritura, etc. Añadiendo tu propio toque personal, puedes crear en todos los ámbitos. En el trabajo, sería muy oportuno presentar a tus jefes nuevas ideas que tengan la ventaja de ayudar a que la empresa funcione mejor. Sin embargo, el acto de creación debe hacerse principalmente para uno mismo, para su propia satisfacción, y no para ser reconocido por los demás. Aunque la administración de la empresa en la que trabajas no acepte de momento tu concepto innovador, al menos habrás tenido la satisfacción de haber utilizado tu potencial. ¿Y quién sabe? Quizá algún día tú y la empresa os beneficiéis de tu gran idea.

Todos tenemos talentos especiales que están esperando a ser utilizados. De hecho, es posible que recuerdes algunas de las habilidades que desarrollaste de niño. Por ejemplo, ¿tenías conocimientos de dibujo? Si es así, tal vez quieras explorar este aspecto, como pintar lienzos o dibujar un nuevo plan de paisajismo.

Si te interesa la escritura, ¿por qué no lo aprovechas escribiendo un libro o un relato literario para tu satisfacción personal, o incluso para presentarlo a una editorial? Cuántas veces he oído decir a la gente que siempre ha soñado con escribir un libro. Pues siguen soñando con ello porque se ha quedado en un sueño.

Al utilizar tus talentos, al hacer algo por tu cuenta, das vida a tu creatividad y evitas ser una copia de otra persona. Algunas personas utilizan su creatividad más en su trabajo y otras en su vida personal. Sea cual sea el caso, lo importante es que puedas decir que eres creativo de forma habitual.

Crear también significa «crear tu vida», tomar decisiones que se ajusten a tus necesidades en lugar de escuchar las de los demás.

La consecuencia de no utilizar tu creatividad es la dificultad para poder expresar tu individualidad, para mostrar quién eres realmente, lo cual es una gran necesidad del cuerpo mental. A nivel físico, pueden aparecer problemas en las siguientes áreas: cabeza, ojos, nariz, glándula tiroides, bronquios, pulmones, piel (a largo plazo), asma, huesos.

La segunda necesidad es la **belleza**.

Sorprendente, ¿verdad? La belleza es mucho más importante de lo que la mayoría de la gente cree. No se dan cuenta de lo energizante que es la belleza y de lo mucho que nos ayuda a sentirnos bien. Por lo tanto, es imperativo rodearse de belleza. Las personas infelices o que padecen enfermedades graves suelen tener grandes dificultades para ver la belleza que les rodea y que hay en ellas mismas. Al estar demasiado centrados en lo que les ocurre, no saben mirar las cosas bellas (o ya no saben mirarlas). Una persona rodeada de fealdad o que vive en un entorno desprovisto de naturaleza tenderá a descuidar su aspecto físico y dejará de ver algo bello en sí misma. Es mucho más probable que se depriman y que incluso desarrollen pensamientos suicidas.

Sin embargo, estas personas no están enfermas ni deprimidas porque no están rodeadas de belleza. De hecho, es lo contrario. Estas personas están enfermas porque descuidan en gran medida su importante necesidad de belleza. Con su actitud, se apartan permanentemente de esta necesidad esencial. Es como una persona que cierra sus ventanas con gruesas cortinas, así como todas las puertas de la casa, y luego se queja de que no hay sol. En realidad, el sol siempre está ahí, pero es la persona la que se niega a dejarlo entrar.

El ser humano debe percibir la belleza a través de sus ojos interiores y exteriores. Sin embargo, es más difícil distinguir la belleza desde el interior si no es evidente en el exterior.

Te has dado cuenta de que cuando paseas por la naturaleza y ciertos elementos te tocan especialmente por su belleza, es algo que te llega directamente al corazón, simplemente por observarlos. Puede ser el esplendor de un árbol o una puesta de sol. ¿Cómo te sientes ante la belleza de semejante espectáculo? ¿Puedes sentir el bien que te hace? Es muy probable que en ese mismo momento estés experimentando un sentimiento de felicidad muy profundo, que ayuda a proporcionar un alimento vital a tu cuerpo emocional. Este tipo de sentimiento se confunde a menudo con el sentimentalismo, pero en realidad es la fuerza de la belleza que acabas de experimentar.

Cada momento de tu vida, cada circunstancia te ofrece la oportunidad de rodearte de belleza. Aprovéchalo, porque cada acción, por pequeña que sea, es un paso más hacia el dominio de tu vida. Te invito a que empieces por ti mismo, por todo lo que te toca (ropa, comida, productos personales…). Elige lo que resulta más bello y mejor para ti. Dale más importancia a la calidad que a la cantidad. Todo lo que toca tu piel debe considerarse importante. La calidad del tejido provoca un fenómeno en lo que respecta a los sentimientos. Cuanto más natural sea el tejido, más placer le das a tu cuerpo, porque le permites respirar a través de la prenda. No dudes en experimentarlo.

Tanto si se mira una casa, el interior de un piso, una persona o la naturaleza, lo primero que hay que observar es el aspecto de la belleza. A medida que la gente envejece, cuando se asombra cada vez más de la hermosa creación de la naturaleza o de la creatividad de las personas, esto se refleja en su personalidad, en su cuerpo. De hecho, parece que se embellecen con los años, a la vez que consiguen conservar cierta juventud durante más tiempo.

Así que sé más consciente de cómo miras a tu alrededor. ¿Buscas primero la belleza o los pequeños detalles? Acepta también los cumplidos en lugar de estar más pendiente de lo que no te gusta de ti mismo. Acepta además que la belleza es siempre mayor y está más presente en ti y a tu alrededor, día tras día. Cuando conozcas a una persona y empieces a sentir incomodidad hacia ella, vive la experiencia de observarla, de verla con los ojos del corazón y sentir algo hermoso en esa persona. De este modo, tomarás conciencia del poder de la belleza.

Con la llegada de la era de Acuario, también podemos ver que la belleza es cada vez más buscada, ya sea en la arquitectura de las casas, los centros comerciales o las empresas, en la moda o en los parques de las grandes ciudades, etc. ¿Qué sientes cuando entras en un restaurante y te encuentras con la belleza de la decoración? Cuando te sirven la comida con una presentación bonita y original, ¿no te sientes más alimentado por la belleza que por el contenido del plato? Depende de ti decidir vivir cada vez más en la belleza. Y la belleza no está necesariamente asociada a todo lo que es más caro.

En el plano mental, aquellos que no pueden ver la belleza en sus vidas tendrán dificultades para ser fieles a sí mismos y a los demás. A nivel físico, se verán afectados de la misma manera que cuando les falta creatividad. Las dos primeras necesidades del cuerpo emocional están íntimamente relacionadas.

La tercera necesidad es el **afecto**.

¿Qué es exactamente el afecto? Es sentir y saber que **uno afecta a los demás y que los demás le afectan a uno**. Por eso, muchos se desviven por llamar la atención de la gente. Hacemos regalos, damos muchas cosas, decimos que sí cuando queremos decir que no, todo en busca de atención. Necesitamos sentirnos lo suficientemente importantes como para marcar la diferencia en la vida de las personas o en nuestro entorno.

Si estás convencido de que no afectas a la vida de nadie, porque crees que no eres importante, entonces empiezas a recluirte en tu rincón, a frenar tus arrebatos de afecto, y la gente también hará lo mismo a tu alrededor. Cuando la falta de afecto se hace demasiado grande, es muy posible que empieces a buscar la atención de los demás por todos los medios. Sin embargo, es importante saber que el afecto debe mostrarse de forma natural.

Si notas una falta de afecto, ¿quién se olvidó de sembrar las semillas? Mirando a nuestro alrededor, es fácil ver que algunas personas suelen dar mucho más cariño a los animales que a los humanos. Desde la muerte de su perro, una amiga me dijo que ella, su marido y su hija se daban mucho más cariño. Nunca se dio cuenta de que, en cuanto llegaban a casa, todo el afecto se dirigía a su mascota, y el resto de la familia se había descuidado durante mucho tiempo. Es bueno dar cariño a los animales, pero no descuidar a los seres humanos. Es habitual ver a una mujer o un marido sentados frente al televisor acariciando a su perro o a su gato, mientras su pareja queda abandonada a su suerte y tiene que resignarse a pasar a un segundo plano.

Pero el contacto físico no es la única forma de expresar afecto. Una palabra de aliento, una flor, una nota de amor o un cumplido son también buenas formas de mostrar afecto. Además, lo que hagas por los demás, hazlo por ti mismo. Nunca te olvides de ti mismo. Incluso se ha demostrado que un bebé que sólo recibe las necesidades básicas (biberón, cambio de pañales, etc.) sin el más mínimo rastro de afecto por parte de sus padres se morirá porque esta necesidad es muy esencial.

En nuestro mundo, la energía es la base de todo. Para crear y obtener algo, es absolutamente necesario poner energía en ello. Cuanta más energía de afecto des, más recibirás de vuelta.

Sentir una falta de afecto te perturba a nivel mental por la falta de respeto hacia ti mismo por parte de los demás. En el plano físico, esta carencia suele manifestarse en problemas en las siguientes áreas: boca, dientes, mandíbulas, cuello, garganta, encías, laringe, corazón, cuello.

La cuarta necesidad: **la pertenencia**.

Los seres humanos –como los animales– necesitan sentir que pertenecen a una familia, a un grupo o a un lugar. Este concepto es muy común en los niños. Desde una edad temprana, querrán rodearse de un círculo de amigos. En cambio, un niño retraído y sin vínculos de pertenencia se vuelve infeliz. Muchos adultos sufren de soledad por esta falta de pertenencia.

De manera similar, esta gran necesidad puede verse en los adolescentes que, en un momento determinado de su vida, reaccionan ante su familia y no sienten que pertenecen a ella. Por ello, algunos de ellos se unen a camarillas o «bandas» y están dispuestos a soportar las peores atrocidades o, por el contrario, a convertirse gradualmente en delincuentes, sólo para satisfacer esta necesidad de pertenencia. Ignoran que esta necesidad debe venir de dentro antes de que pueda manifestarse para bien en el exterior.

Puesto que la pertenencia debe venir de dentro, tú eres el único que puede decidir cómo quieres manifestarla. ¿Sueles ir al mismo restaurante, al mismo destino de vacaciones o con las mismas personas porque te reconocen? Esto es una señal de que en este momento te falta pertenencia interior, lo que dificulta la adaptación, el sentirse cómodo en un nuevo lugar. No hay ningún lugar donde tengas que sentirte incómodo o que no esté hecho para ti. En cualquier momento, eres tú quien debe decidir si perteneces o no.

Pertenecer no significa querer quedarse en todas partes. Pero dondequiera que te encuentres, ya sea rodeado de amigos o de extraños, de riqueza o de pobreza, de caos o de calma, dite a ti mismo que tienes derecho a estar ahí en ese momento. Aceptando este principio, eliminarás cualquier incomodidad o sensación extraña de estar en un lugar desconocido. Sentirás que perteneces a la familia que elegiste antes de nacer, o a tu lugar de trabajo, o a tu nuevo hogar, a pesar de que las personas que te rodean a veces sean diferentes a ti. Por último, estés donde estés, quieres sentirte bien, aunque un lugar no se ajuste a tus preferencias.

Cuanto más sientas esta sensación de pertenencia, más aceptarás que nada te pertenece realmente. Sabrás que las personas y las cosas que llegan a tu vida sólo están de paso para ayudarte en tu evolución y no para que las poseas. Suena paradójico, pero hay que experimentarlo para sentir esta sensación de pertenencia y no apego simultáneamente. En resumen, cuanto más desarrolles tu sentido de pertenencia, menos posesivo serás con los demás.

No hacerlo tendrá necesariamente consecuencias perjudiciales. Mentalmente, afectará a tu necesidad de orientación, es decir, a tu capacidad de guiar a los demás sin expectativas y de dejarte guiar de la misma manera.

Además, al sufrir un vacío interior, puedes sentirte inclinado a llenar este vacío en el plano físico con comida y bebida, drogas, tabaco o medicamentos. Suele causar problemas en las siguientes zonas: estómago (digestión), hígado, vesícula biliar, páncreas, duodeno, intestino delgado, parte superior de la espalda.

La quinta necesidad es **la esperanza y el deseo**.

Imaginar estar atrapado bajo tierra en una especie de túnel sin abertura, estar convencido de que no hay esperanza de salir… Sería mejor morir, ¿no? Pero ver un pequeño rayo de luz que brilla en la distancia hace que todo sea diferente, te da esperanza. Esa pequeña mota de luz da vida y energía a esa esperanza. A partir de entonces, el tiempo necesario para llegar al final del túnel ya no será un obstáculo en sí mismo.

Lo mismo ocurre con cada uno de nosotros. En la vida, debes saber en lo más profundo que estás en constante movimiento hacia más luz. No hay duda de que hay algo fantástico esperándote al final del camino o la ruta que has elegido tomar. Debes tener la esperanza de que todo mejorará, ya sea física, emocional o mentalmente. **Lo que estás viviendo en este momento son experiencias que están ahí para enseñarte algo sobre ti mismo. A medida que aprendas, habrá más luz y, por tanto, más claridad, calidez y amor en tu interior**.

Esta esperanza también te ayuda a confirmar tu deseo para que luego puedas crearlo. Algunas filosofías sugieren que debemos desprendernos de todo deseo. He descubierto que para alimentar nuestro cuerpo emocional, necesitamos deseos. Es cierto que un gran maestro que ha logrado la perfecta armonía de sus tres cuerpos ya no necesita desear. De hecho, sólo tiene que sentir una necesidad real y se manifiesta. Pero aún no estamos en esa fase.

En este caso, debemos ser conscientes de que sólo deseamos cosas que responden a una necesidad de SER. Por lo tanto, primero debes hacerte la siguiente pregunta: «Conseguir lo que quiero me ayudará a ser ¿qué?». Si te resulta difícil escuchar la respuesta en tu interior, puedes preguntarte cómo te sentirías si ese deseo se manifestara. Supongamos que quieres *estar tranquilo*, puede que desees comprar una casa en el campo, o irte de vacaciones solo sin niños, o tener más dinero... Sea cual sea el deseo, recuerda que sólo es un medio para *conseguir lo que quieres ser*. Si te quedas apegado a este medio y tu deseo no se manifiesta, te sentirás decepcionado. Para evitar ese estado, debes recordar que puedes encontrar otra manera –otro deseo– de lograr tu necesidad de estar tranquilo.

Mentalmente, la consecuencia de la falta de esta necesidad será tu dificultad para soltar, es decir, para estar bien, aunque no puedas controlar los resultados deseados. Físicamente, esta carencia afecta a la parte media de la espalda, así como a los órganos que ayudan a la eliminación –riñón, vejiga, intestino grueso (colon)–, a las hemorroides y a los órganos sexuales.

La sexta necesidad: **la confianza**.

¿**Qué significa tener confianza en uno mismo**? Hay muchas respuestas, por decirlo de alguna manera. Muchas personas confunden la confianza con la fe, el valor, la perseverancia y la determinación.

La confianza en uno mismo no es el efecto de lanzarse de cabeza a tal o cual proyecto o de combatir los miedos: eso es valor. La confianza en uno mismo es ser tan consciente de tu valor, de tus capacidades, que puedes confiar en ti mismo con facilidad, expresarte, revelarte a los demás sin tener miedo a ser juzgado por nadie.

Cuanto más aprendas a confiar en ti mismo, a revelarte ante los demás, sin elegir lo que dices ni a quién se lo dices, más te darás cuenta de tu creciente confianza. En el proceso, atraes la confianza de los demás.

Imagina que un amigo te confía todos sus pensamientos secretos y se abre a ti sin tapujos. ¿No querrías tú también abrirte a él/ella? La misma situación puede darse entre empleados y jefes. Un empleado que es capaz de revelarse, de expresar sus miedos y limitaciones y lo que está viviendo, en el momento en que lo está viviendo, se ganará más la confianza de sus superiores.

¿Te sientes inclinado a elegir a la persona a la que quieres revelarte? ¿Tus problemas laborales, personales, emocionales o sexuales los confías cada uno a distintas personas? La verdadera confianza en ti mismo te permitirá revelarte ante cualquiera. Pero todavía hay que saber tomar la decisión adecuada. Por supuesto, no quiero animarte a que cuentes la historia de tu vida a todo el mundo en todo momento. Sin embargo, si sientes un impulso repentino y espontáneo de confiar en alguien sin siquiera conocerlo íntimamente, hazlo. Tu miedo a revelarte, a ser juzgado, se irá disipando. Ya no pensarás en lo que la otra persona o cualquier otra persona pueda pensar de ti.

Puede que pienses que confiar en ti mismo es cosa de mujeres. Ésta es una creencia falsa. Los hombres necesitan abrirse y revelarse tanto como las mujeres. Especialmente desde el comienzo de la Era de Acuario, todos necesitamos estar más presentes y atentos a lo que ocurre en nuestro interior. Si eres uno de esos hombres que creen que hablar de sus sentimientos, sus miedos y sus defectos es un signo de debilidad, te sugiero que empieces por vivir la experiencia eligiendo hablar con alguien de confianza. Es muy probable que te sientas mucho mejor después de revelarte, que lo disfrutes y que puedas hacerlo cada vez con más facilidad y con diferentes personas.

La confianza en uno mismo no es innata ni hereditaria, sino que se adquiere con el tiempo. Eres tú quien decide tener confianza en ti mismo, en tus capacidades y en tu valía. **La falta de confianza en uno mismo lleva automáticamente a la falta de confianza en los demás y viceversa.** Estas tres expresiones de falta de confianza se encuentran en el mismo grado.

La falta de confianza provoca una sensación mental de inseguridad en la vida. Desde el punto de vista físico, puede causar dolor en la parte baja de la espalda y el estómago, así como en las extremidades que permiten el movimiento: las piernas y los brazos. Los problemas del nervio ciático están directamente relacionados con esta falta de seguridad.

La séptima necesidad: **un objetivo**.

Es importante tener varios objetivos en la vida.

Si te dijera: «Te doy tres minutos para que me digas cuáles son tus objetivos a corto plazo (dentro de seis meses), a medio plazo (dentro de cinco años) y a largo plazo (más allá de cinco años)», ¿qué me dirías? ¿Serías capaz de nombrar tus objetivos en cada una de estas tres categorías? Eso sería difícil, ¿no? Desgraciadamente, ¡los objetivos suelen ser inexistentes para muchas personas!

Sin embargo, es muy importante que todos tengamos al menos un objetivo claro. Al hacerlo, tu voluntad de vivir se hace más fuerte. Si no estás acostumbrado a tener objetivos, puedes empezar por los que consideres más fáciles de alcanzar. Con la práctica, te atreverás poco a poco a crear objetivos más grandes. Sin embargo, recuerda que la mayor alegría de tener objetivos está en los pasos necesarios para manifestarlos. En este punto, te sientes vivo, con energía.

También es importante saber que los objetivos varían según nuestras necesidades. Digamos que uno de tus objetivos es ser capaz de hablar inglés en seis meses. Después de un mes, prefieres el francés. El cambio en sí mismo no es gran cosa, lo que importa es que mantengas un objetivo y trabajes en él regularmente con la energía que le pongas.

Pero asegúrate de diferenciar entre «deseo» y «objetivo». Digamos que le dices a tu familia que quieres tener tu propia casa el año que viene, eso es un deseo. Se convierte en un objetivo en el momento en que empiezas a actuar, a hacer algo para conseguirlo. Tu deseo se convierte en un objetivo cuando empiezas a recortar anuncios, a mirar casas, a ahorrar dinero, a hacer planes, a empezar a decorar todo lo que tienes en la cabeza, e incluso a sentir la felicidad de vivir en ese futuro hogar. Al poner energía en hacer realidad tu deseo, éste se convertirá en un objetivo concreto.

Si te dijera que pusieras veinte dólares en el banco cada semana para un gran proyecto como tener una casa, pensarías que es una idea ridícula: ¿quién puede conseguir una casa con tan poco dinero? Probablemente se necesitarían cincuenta años para conseguirlo. Eso no es lo que importa. Tienes que visualizar y creer en tu deseo y actuar cada semana hacia tu objetivo. Las acciones que realices te llevarán a crear otras más importantes hasta que tu deseo se cumpla.

Seguro que conoces a muchos hombres y mujeres que viven solos y les gustaría conocer a alguien. No obstante, no hacen nada al respecto y este deseo sigue siendo un sueño. Sin embargo, es muy difícil conocer a alguien pasando la tarde solo frente al televisor o sin buscar una actividad para conocer gente nueva. Evidentemente, aquí se necesitan acciones concretas, como tomar la iniciativa de hablar con gente nueva cada día, pedir a los conocidos que te presenten a alguien, etc. Si te encuentras en esta situación, estate más atento a lo que quieres y a las acciones que puedes llevar a cabo para conseguirlo.

Un sueño se hará realidad si lo conviertes en un objetivo. Descubrirás que tener un propósito en la vida condimentará tu día a día y te dará ganas de vivir, además de alimentar tu cuerpo emocional. Empezarás el día lleno de energía, porque sabes que estás viviendo para algo concreto. Sin embargo, no seas demasiado rígido contigo mismo. Fijar un objetivo concreto en un tiempo determinado y revelarlo a todo el mundo es sin duda una buena idea. Pero negarse a cambiarlo, es decir, perseguir un objetivo después de haberse dado cuenta de que ya no te conviene, por miedo a qué dirán los demás, no te beneficiará en absoluto.

Cuando quieras convertir tu deseo en un objetivo, consulta a tu superconciencia para determinar si es realmente beneficioso para ti. Sobre todo, comprueba cómo te sientes cuando visualizas ese deseo ya manifestado. ¿Estás emocionado, te sientes WOW dentro de ti? Entonces, conseguir lo que quieres te ayudará a *ser* ¿qué?

La falta de objetivos nos afecta a nivel mental impidiendo que tengamos una razón de ser, que nos preguntemos qué hacemos en este planeta. A nivel físico, esta incapacidad de proyectarse desencadena los mismos síntomas que la necesidad anterior, la de confianza: dolor de espalda y de estómago, así como dolor en las extremidades que nos permiten avanzar y movernos: las piernas y los brazos. Los problemas del nervio ciático también son frecuentes.

Te recuerdo que la falta de satisfacción de cualquiera de las necesidades anteriores provoca un bloqueo de la energía y, en consecuencia, un descenso de la misma.

EJERCICIOS PARA ASIMILAR ESTE CAPÍTULO

1) Antes de pasar al capítulo siguiente, escribe una lista de las necesidades de tu cuerpo emocional.

2) A continuación, examina cuáles de estas necesidades han sido desatendidas. ¿De qué alimentos emocionales te estás privando? Esto te ayudará a entender por qué tienes tantas emociones en tu vida. Cuantos más alimentos buenos le des a tu cuerpo emocional, más fácil te resultará sentir lo que estás viviendo y gestionar y controlar tus emociones.

3) Escribe una acción que puedas llevar a cabo durante la semana para abordar las cosas que más echas de menos emocionalmente.

4) Repite la siguiente afirmación tantas veces como puedas:

AHORA ESTOY DECIDIDO A RESPETAR
LAS NECESIDADES DE MI CUERPO EMOCIONAL
Y ENCONTRAR ASÍ LA SALUD Y LA ARMONÍA
EMOCIONAL.

Cuarta parte

ESCUCHAR A TU CUERPO FÍSICO

✻ ✻ ✻

Capítulo 16

ALIMENTAS TU CUERPO FÍSICO COMO LLEVAS TU VIDA

Tu cuerpo físico es lo más extraordinario de este planeta. Nadie ha conseguido todavía diseñar o fabricar una réplica de esta maravilla. Según diversas observaciones actuales de la psicología, parece que el ser humano casi no es consciente de lo que realmente ocurre en el plano físico y psicológico. Algunos dicen que apenas utilizamos el 10 % de nuestra capacidad cerebral. Estoy de acuerdo con esta afirmación. Sin embargo, prefiero hablar de conciencia en lugar de actividad cerebral porque el cerebro es sólo el órgano físico que conecta nuestro cuerpo físico con los cuerpos emocional y mental.

Ciertamente, es más fácil ser consciente de lo que ocurre en nuestro cuerpo físico, que es más tangible. Por ejemplo, es fácil ser consciente del dolor físico. Por otro lado, el dolor emocional y mental experimentado desde la infancia puede permanecer inconsciente durante 30 o 40 años. Muchas personas lo niegan para reprimir profundamente su dolor.

Incluso sigue siendo difícil para la mayoría de las personas ser realmente conscientes de cuándo tienen hambre o sed y cuándo están llenos. Si ya son inconscientes a nivel físico, es de imaginar lo difícil que es para estas personas tomar conciencia de sus emociones, deseos, miedos, necesidades, limitaciones, resentimientos, etc.

¿Cómo podemos esperar encontrar una solución a un problema si ni siquiera sabemos que lo tenemos?

Por eso, el objetivo principal de mi enseñanza es ayudar a despertar la conciencia. Sugiero empezar a hacerlo a través del cuerpo físico, que es el único cuerpo tangible. Es más difícil ser consciente de los cuerpos emocional y mental, que son más sutiles. Estos tres cuerpos que forman nuestra envoltura material no pueden disociarse. La buena noticia es que cuando despertamos nuestra conciencia en uno de los cuerpos, también se siente en los otros dos.

Desde el nacimiento, el cuerpo sabe cómo funcionar. No necesita que le enseñen a dormir, a tener sed, a llorar, a estornudar, a sudar, a tener calor, a tener frío, a eliminar, a hacer la digestión, a bostezar, a vomitar, a tragar, a reír, a moverse, a sangrar, a curar, etc. Lo sabe instintivamente, de forma natural. ¿Te has dado cuenta de eso? El cuerpo también conoce sus verdaderas necesidades; por ejemplo, cuándo tiene sueño, cuándo necesita alimentarse, descansar, etc. Simplemente nos olvidamos de confiar en nuestra conciencia en este sentido.

La madre confía en el recién nacido. Suele estar pendiente de que se despierte y sabe por su llanto si tiene hambre. Sin embargo, en función de lo que haya aprendido o en cuanto aparezcan sus primeros dientes, decide por él la frecuencia con la que debe comer: *no menos de tres veces al día*.

Así, tras unos meses de vida, el niño ya no puede confiar en su cuerpo físico, que conoce sus verdaderas necesidades. Aunque su actividad mental aún no parezca totalmente despierta, el niño pequeño acumulará todo lo que se le enseñe. Todo quedará bien grabado en su memoria. Al mismo tiempo, aprende poco a poco a alimentar su cuerpo según la decisión de sus padres. Al ignorar las necesidades de su cuerpo, se le impide descubrir lo que realmente necesita y cuándo lo necesita. De adulto, y tras este tipo de educación, este niño ya no será capaz de reconocer las verdaderas necesidades de su cuerpo.

A la luz de lo anterior, es interesante observar que la forma de comer se corresponde con la forma de vivir, la educación y las creencias inculcadas desde una edad temprana.

¿De qué manera te alimentas tú? ¿Es una rutina, un hábito? ¿Desayunas, comes y cenas a horas fijas? ¿Comes sin preguntar, habiéndolo aprendido así? Si ése es tu caso, es muy probable que lo hagas en otros ámbitos de tu vida. Así que, en muchas situaciones, no es tu decisión. Haces muchas cosas porque siempre las has hecho así, sin comprobar si satisfacen tus necesidades. No sabes por qué, simplemente asumes que debe ser así.

A este respecto, me gusta contar la historia de la joven novia que siempre cortaba los dos extremos del jamón antes de ponerlo a cocinar en la sartén. Intrigado, su marido le preguntó por qué lo hacía, a lo que ella respondió: «No lo sé, mi madre cocinaba el jamón así». Curioso, el joven preguntó a su suegra por qué había cortado los dos extremos del jamón. Su respuesta fue la siguiente: «No sé, mi madre lo cocinaba así». Aprovechó una reunión familiar para hacer la misma pregunta a la abuela, que le contestó: «Sabes, hijo mío, cuando era joven, mi familia era muy pobre. Sólo teníamos una olla y era demasiado pequeña para cocinar todo el jamón. Así que cortamos los dos extremos y los guardamos para más adelante». Esta historia ilustra cómo hacemos cosas en la vida de forma rutinaria, sin saber realmente por qué. Por costumbre, repetimos las mismas acciones una y otra vez, de una generación a otra.

¿Valoras los principios y las tradiciones? Si dudas de esto, revisa tu dieta. Probablemente comas por principio a las mismas horas porque crees que debes hacerlo para no enfermar. Cuando tienes que irte de viaje una noche y te obligas a comer antes de salir por miedo a tener hambre sin preguntarte primero si realmente tienes hambre, estás haciendo lo mismo en otros ámbitos de tu vida. Estás motivado por el miedo a... No eres tú mismo. Obligaciones como «debo» o «debes» son probablemente parte de tu rutina diaria.

También es posible que comas por miedo a desperdiciar ciertos alimentos, sin preguntarte si es lo que tu cuerpo realmente necesita. Al igual que con la comida, uno decide de antemano sin preguntarse qué debe hacer, o actúa como le han enseñado, sin comprobar si satisface alguna de sus necesidades.

Tu cuerpo sabe muy bien cuándo tiene hambre. Incluso puede funcionar sin enfermar durante varios días sin comida. Si sientes hambre dos o tres horas antes de tener la oportunidad de comer, habla con tu cuerpo de esta manera: «Espera ROUMA. Te daré comida más tarde». Además, no tengas miedo de comer demasiado. Cuando le das a tu cuerpo lo que realmente necesita, aunque tenga que esperar, sabrá cuándo parar.

Si descubres que eres una persona con muchos hábitos alimenticios, es una señal de que te preocupa cómo te mirarán los demás. Frases como «¿qué pensarán?», «¿qué dirán?» o «¿qué van a hacer?» son muy importantes para ti. ¿Es posible que en lugar de pensar, actuar o vestir como quieres, tengas miedo de la reacción de los demás, sobre todo si tu forma de hacer las cosas no es «normal» y no te atreves a ser tú mismo? Todos estos pequeños detalles crean insatisfacción. No busques la causa: descubre tus verdaderas necesidades.

Alimentarse por principio también revelará que la noción de **lo correcto y lo incorrecto** tiene demasiado peso sobre ti y que probablemente seas demasiado rígido. Decides que algo está bien o mal, cuando en realidad no hay nada bueno o malo en la vida. Lo que se considera «bueno» para una persona puede considerarse «malo» para otra. Por esta razón, te sugiero que utilices las palabras «beneficioso» o «no beneficioso» en su lugar. Al hacerlo, fíjate en lo que te beneficia o no te beneficia. Lo que experimentan los demás es suyo y aprenderán bien por sí mismos. Incluso si su forma de ser o actuar coincide con tu noción personal de lo que es malo o no beneficioso, les permite liberarse de lo que tienen que aprender según su plan de vida. Así es para ti en relación con los demás.

Alimentar y actuar por principio o por costumbre es una dimensión mental. Pero también puedes descubrir que a veces estás más en la dimensión emocional observando la forma en que te alimentas.

Cuando éramos más jóvenes, todos comíamos y bebíamos por emoción, ya que la comida solía ser una compensación. Mira tu actitud hoy. Cuando un niño está herido o lesionado, ¿le ofreces un caramelo o una galleta para consolarlo? Cuando necesita atención, ¿le ofreces algo de comer? Si está de mal humor, enfadado o se ha peleado con un amigo, ¿lo gestionas igualmente con comida y le dices: «Si eres razonable, si eres un buen chico, te llevaré a un restaurante o te daré un helado como recompensa»?

O pueden castigarles quitándoles el postre a la hora de comer o privándoles de la merienda. Muchos padres lo hacen porque es lo que han aprendido de sus propios padres. Desgraciadamente, estos hábitos se convierten en algo muy importante en la vida de sus hijos, y luego continúan en su vida adulta. Lo que más te impresionó entre los cero a los siete años sigue teniendo efecto en tu vida adulta. En este contexto, ahora ya sabes cuál es la raíz de tu experiencia actual.

¿Cómo reaccionas en tu vida actual? ¿Bebes o comes por emoción, para pasar el rato, para consolarte o recompensarte? Si es así, estás dejando que tu dimensión emocional escuche a tus miedos (el ego) en lugar de a tu corazón, que debería ser el único maestro.

Si comes o bebes por avidez, eso te da indicaciones adicionales, especialmente desde tu dimensión física. ¿Qué significa comer con avidez? Es desear algo para la satisfacción de los sentidos. Ejemplo: no tienes nada de hambre, pero al pasar por una tienda de dulces ves una gran variedad de helados. Los encuentras tan tentadores que no puedes resistirte a ellos. Decides comprar uno, mientras que unos minutos antes ni siquiera te lo habías planteado. La mera visión del helado hace que quieras comerlo. ¿Cuántas veces ocurre que uno de tus sentidos te hace querer comer o beber algo que no pensabas ni querías comer o beber antes de verlo, olerlo, oírlo, probarlo o tocarlo? Si es así, definitivamente tus sentidos se imponen en ese momento y te ocurre lo mismo en otros ámbitos de tu vida. Otro ejemplo: entras al cine después de una abundante comida que te ha dejado plenamente satisfecho. Sin embargo, el olor de las palomitas estimula tus sentidos y quieres comerlas inmediatamente. Eso es lo que significa comer por avidez.

Pero si estás en el trabajo a las once de la mañana, y te llama la atención un repentino gusto por un buen pastelito y lo compras a la hora de comer, eso no es gula. No son tus sentidos los que han suscitado el deseo de comer, pues has deseado este pastel antes de verlo, olerlo u oír hablar de él. Lo pensaste antes de que tus sentidos tomaran la decisión. Sin embargo, comprueba si realmente tienes hambre y, si no es así, debes ser consciente de que ese deseo de comer pastelería puede estar provocado por una emoción, como el miedo o la frustración.

Influenciado por tus sentidos, es posible que hagas muchas otras cosas similares, como comprar compulsivamente, ir a un bar a tomar una cerveza, dormir, ver la televisión, tener sexo, etc. Mírate un poco mejor. ¿Qué haces por avidez? ¿Tienes problemas para controlar tus sentidos? Si es así, a menudo te dejas influenciar por los demás o por tu entorno en tu mundo físico, sin comprobar si satisface alguna de tus necesidades.

También recibes un mensaje de tu Dios interior de que uno o varios de tus sentidos no están psicológicamente satisfechos. Puede ser la vista, el oído, el olfato, el gusto o el tacto.

Vista: te dejas perturbar por lo que ves de ti mismo o a tu alrededor. ROUMA dice: «Aprende a verte con los ojos del amor. Lo que te molesta en lo que ves a tu alrededor no es asunto tuyo» o «Haz algo al respecto en lugar de seguir molestándote por lo que ves».

Oído: te distraes con lo que oyes, ya sea en casa o en otro lugar. Prestar atención a esto te ayudará a ser consciente de que los demás no siempre pueden hablar como a ti te gustaría o decir las cosas que te gustan. No se puede controlar todo. También puede ser una cuestión de no querer escuchar la voz de tu Dios interior que te habla a través de tu intuición.

Olfato: ¿hay alguien o algo que no puedas oler? Puede ser tu vecino, tu jefe, un miembro de la familia o incluso los muebles de tu salón... Los juicios que haces sobre los demás son los mismos que haces sobre ti mismo. Te sientes bien o mal contigo mismo en la misma medida que lo haces con los demás.

Tacto: ¿estás satisfecho con tu vida emocional? Si no tienes suficiente afecto, ¿quién se ha olvidado de sembrarlo? Si quieres cosechar, siembra. Hay muchas muestras sencillas de afecto: una mirada, una tarjeta, una flor, un cumplido, una palabra cariñosa, un gesto afectuoso. Puedes darte cariño a ti mismo. No te olvides de ti. Empieza a difundirlo a tu alrededor e inevitablemente lo recibirás.

Gusto: si comes por placer, y sobre todo si te resulta difícil dejar de comer porque te gusta mucho, tu vida sexual puede ser insatisfactoria. Eres tú quien tiene que hacer los cambios oportunos.

Siempre que uno de tus sentidos no esté satisfecho y te afecte personalmente, actúa. Si tu insatisfacción es con otra persona, alguien que te gustaría cambiar para ser más feliz tú mismo, tu cuerpo te está diciendo que tu amor o tus acciones están siendo dirigidos por tus miedos y no por tu corazón. Deja que la otra persona lleve su vida como quiera, y tú tendrás más tiempo y energía para llevar tu propia vida y según tus propias necesidades. El hecho de que tu felicidad dependa de otra persona siempre tiene consecuencias desagradables e incluso perjudiciales.

Cualquiera que sea la dimensión que tenga más poder sobre ti, debes acabar dominándola. Si es la dimensión mental la que no está escuchando al corazón, cuestiónate más. Probablemente haces demasiadas cosas por costumbre. Por ello, antes de decir o hacer ciertas cosas, es importante detenerse y plantearse las siguientes preguntas: «¿Es realmente lo que quiero decir o hacer? ¿Me hará feliz? ¿Me ayudará a ser qué? ¿Realmente lo necesito?». Es importante que te tomes unos minutos para completar este cuestionamiento interno.

Si es la dimensión emocional la que escucha demasiado a tu ego, aprende a expresar tus emociones como te ha mostrado el capítulo anterior.

Si es la dimensión física la que no escucha tus verdaderas necesidades, detente un momento y pregúntate: «¿Cuál de mis sentidos no está satisfecho?». Revísalas una por una e intenta identificar lo que no se está cumpliendo del todo. Puede ser lo que ves, oyes o hueles, así como tu vida emocional o sexual. Tómate el tiempo de mirar en tu interior y obtendrás la respuesta.

Siguiendo este método, descubrirás realmente muchas cosas sobre ti mismo. También verás que pasas de una dimensión a otra, pero que en general hay una dimensión menos armoniosa o más deficitaria.

Con el tiempo, descubrirás que tus impulsos alimenticios estarán más motivados por el hambre que por la simple codicia. Entonces descubrirás que los cambios internos han sido efectivos. A medida que cambies tu forma de pensar, es probable que también cambien tus gustos.

Tu cuerpo es tan maravilloso y extraordinario que sabe exactamente lo que necesita y cuándo lo necesita. El cuerpo se compone de seis elementos esenciales: agua, proteínas, vitaminas, hidratos de carbono (azúcares e hidratos de carbono), grasas (grasas esenciales) y minerales. Cuando tu cuerpo carece de uno o varios de estos elementos, envía un mensaje al cerebro para hacérselo saber. El cerebro entonces le da el deseo y la necesidad de comer algo que pueda llenar esa carencia.

Ya ves, no tienes que preocuparte de qué comer o cuándo hacerlo. Si desarrollas una confianza absoluta en tu cuerpo, sabrás exactamente cuándo tienes realmente hambre y qué necesitas. No hay necesidad de alimentar a tu cuerpo en caso de que tenga hambre si, de momento, no le falta nada. Sea cual sea su carencia (minerales, proteínas, grasas o azúcares), tu cuerpo te hará querer comer lo que le falta.

Tu cerebro, ese extraordinario y potente ordenador, ha registrado todo lo que ha probado desde que naciste y sabe exactamente lo que contiene cada alimento. En cuanto tu cuerpo necesita algo, envía el mensaje al cerebro. Todo lo que tienes que hacer es escucharlo. ¿Le dices a tu cuerpo cuándo debe respirar? ¿Cuándo hay que tener calor o frío? ¿Cuándo hay que sudar? No. Y probablemente confíes en él en otras áreas, ¿no? ¿Por qué no hacer lo mismo con el aspecto alimentario?

No tienes que tomar ninguna decisión de este tipo por tu cuerpo. Es responsabilidad de tu cuerpo decirle a tu cerebro lo que necesita. Una persona a dieta, por ejemplo, le dice a su cuerpo qué debe comer, cómo y cuándo debe hacerlo. Hacerlo significa ir en contra de las leyes de la naturaleza. Al hacer dieta, estás enviando un mensaje a tu cuerpo, similar a éste: «A partir de ahora, yo elijo lo que necesitas, en el momento y con la frecuencia que quiero». De hecho, es mucho más fácil confiar en ese gran amigo que llevas dentro.

Algunas personas sólo hacen una comida al día y otras no sienten la necesidad de comer al levantarse. Del mismo modo, muchos prefieren un desayuno abundante y se saltan el almuerzo. Otros necesitan cinco comidas ligeras al día o picar en pequeñas cantidades según el hambre que tengan. Depende de ti averiguar qué es lo que mejor te funciona, ya que cada persona es única. Recuerda que lo que es bueno para una persona puede no serlo para otra.

El organismo puede absorber el calcio, o rechazar parte de él, o tener dificultades para eliminar el colesterol. Éstos son sólo dos ejemplos para mostrarte que normalmente no eres consciente de todas las funciones de tu cuerpo. Todavía no has alcanzado un nivel de conciencia lo suficientemente alto como para darte cuenta de todo lo que está ocurriendo en tu interior. Por ejemplo, no tienes que decirle a tu cuerpo que haga la digestión, no tienes que decirle que baje la comida del estómago a los intestinos o que active el hígado y luego el páncreas... Tu cuerpo, en conexión con tu superconciencia, se ocupa de tu digestión, asimilación y eliminación.

Tu única responsabilidad es ayudar conscientemente a tu cuerpo de la forma que consideres oportuna. Tú eres el único responsable de tu cuerpo. A medida que aumente tu conciencia, te será mucho más fácil reconocer sus mensajes y actuar en consecuencia. En resumen, haz tu parte y tu cuerpo hará la suya. La energía se distribuirá de forma armoniosa y sumarás créditos a tu salud.

Muchas personas utilizan en su dieta habitual ciertos ingredientes que no están reconocidos como nutrientes esenciales para el cuerpo humano. Éstos se convierten en venenos, ya que quitan energía al cuerpo en lugar de proporcionársela. Estos venenos incluyen el alcohol, el azúcar blanco (y todo lo refinado, como la harina blanca, el arroz y el pan blanco), la cafeína, el tabaco por la inspiración del humo y las grasas no esenciales, así como todos los productos químicos, incluidos los medicamentos y los productos químicos utilizados para conservar o colorear los alimentos.

Como este libro no está concebido para proporcionar información sobre la importancia del valor nutricional de los alimentos en general, te sugiero que consultes los libros adecuados si estás interesado en el tema. Éstos podrán guiarte más allá.

¿Cómo comes? ¿Le estás dando a tu cuerpo ingredientes que representan los seis nutrientes? Una buena dieta física sólo puede ayudar a mejorar tu dimensión emocional y mental, ya que los tres cuerpos no pueden separarse. ¡Saber esto es definitivamente dar un paso en la dirección correcta! Debido a su estatus, algunos vegetarianos creen que han solucionado su vida y están convencidos de haber alcanzado la gran paz y armonía que buscan. Sin embargo, la alimentación es sólo una dimensión del ser humano y no el todo.

En la actualidad, cada vez somos más conscientes de los beneficios de una dieta saludable o de las consecuencias perjudiciales de la desnutrición. Una comida consistente, por ejemplo, en una hamburguesa con patatas fritas saladas se convierte en una sobrecarga para tu cuerpo. Es normal que su digestión se vuelva más difícil, porque sólo le has proporcionado elementos inadecuados que tienen muy poco valor nutricional.

Alimentar a diario tu cuerpo con bebidas alcohólicas, refrescos o alimentos con mucho azúcar y productos químicos demuestra que no te quieres, pero al mismo tiempo estás sometiendo a tu cuerpo a un gran esfuerzo. Puedes pensar que te hace sentir mejor, pero es sólo por un momento. Esta sobrecarga te está castigando más de lo que te ayuda. No te sorprendas si tu cuerpo se rebela en lugar de responder a tus exigencias. *¿Qué estás haciendo por él? ¿Cómo puede estar siempre en forma?* Sin embargo, si eres consciente de los enfoques más saludables, puedes ayudarte a ti mismo y a tu cuerpo.

Básicamente, es muy sencillo. Todo lo que se necesitas es un poco de conocimiento y apertura de mente, sin dejar de estar alerta, para encontrar tu verdadera naturaleza. Por ejemplo, si comes demasiado azúcar, hay una falta de dulzura en tu vida: ¡no te permites ciertas cosas que te darían placer! Si, por el contrario, se come demasiada sal, se tiende a criticar. Si comes demasiado picante, a tu vida le falta picante. Si añades demasiado café, ¡hay muy poco estímulo en tu vida![1]

EJERCICIOS PARA ASIMILAR ESTE CAPÍTULO

1) Durante la próxima semana, pregúntate a diario si realmente tienes hambre antes de comer o beber y si esto refleja lo que necesitas.

2) Al final de cada comida o del día, anota todo lo que has comido y bebido, especificando si lo has hecho por hambre, emoción, costumbre o apetito. No utilices este ejercicio como si fuera una dieta, porque no lo es. El propósito aquí es observarse a sí mismo sólo para poder ver quién o qué domina, qué parte o aspecto de tu vida se beneficiaría de una mejor gestión, ya sea mental, emocional o física.

3) Repite la siguiente afirmación tantas veces como puedas:

CADA VEZ ESTOY MÁS ALERTA Y CONSCIENTE
DE LO QUE MOTIVA MI ALIMENTACIÓN Y ESPERO
QUE MI CUERPO ME DIGA LO QUE NECESITA
CUANDO TIENE HAMBRE.

---

1. Para más detalles sobre este capítulo, consulta el libro dedicado íntegramente a este tema, titulado *Escucha y come - Deja de controlar*.

Capítulo 17

LOS PROBLEMAS DE PESO

Cuando se mencionan los problemas de peso, se hace referencia tanto a los excesos como a las carencias. Estar anormalmente delgado indica que te estás aislando de tu vida material. Consideras que la vida no tiene suficiente importancia para ti y te refugias con demasiada frecuencia en el mundo intelectual o astral. Tu falta de peso significa que no te crees lo suficientemente importante o digno de placer en el plano físico.

Al tratar de aislarte del mundo material, también te estás aislando de los sentimientos y los deseos; por lo tanto, no estás alimentando lo suficiente tu cuerpo emocional.

También existe la posibilidad de que probablemente estés dando más de lo que recibes. El equilibrio no está ahí. Sin embargo, debes darte cuenta de que mereces recibir más en tu vida tanto como cualquier otra persona. A medida que cambies tu forma de ser, tu forma de pensar, tu forma de sentir, tu cuerpo volverá a su peso ideal. Es importante ir con tu cuerpo. Sobre todo, escucha tus necesidades y aprende a quererte más tal y como eres.

El problema opuesto, el de tener sobrepeso o ganar peso con demasiada facilidad, tiene muchos significados. Sin embargo, en primer lugar debemos ponernos de acuerdo sobre lo que significa «demasiado peso». Cuántas personas se quejan de que tienen sobrepeso cuando en realidad no lo tienen. Suelen ser demasiado idealistas en cuanto a su apariencia y, por tanto, están lejos de ser realistas.

Tanto si perteneces a este tipo de personas como si realmente tienes sobrepeso, tu cuerpo y tu vida se ven ciertamente afectados. Por ejemplo, si el peso extra te impide hacer cosas o te limita en algunas de las actividades que te gustaría hacer, o incluso te provoca problemas físicos como falta de aire, problemas cardíacos, dolor de piernas y espalda, etc., puede tener un efecto negativo en tu cuerpo y en tu vida. Por eso, algunas personas se apresuran a empezar a hacer dieta.

Si una persona se pone a dieta, tenga o no un verdadero problema de peso, supone un rechazo a la responsabilidad. La persona quiere curar el efecto pero no quiere conocer la verdadera causa. Por supuesto, pueden conseguir seguir una dieta, o incluso varias dietas, pero en algún momento su cuerpo se rebelará y todo el peso que desapareció volverá a aparecer. Las estadísticas muestran que el 98 % de las personas que pierden peso con una dieta lo recuperan todo, y a veces más, en el plazo de un año después de dejar la dieta. El éxito temporal es en realidad una ilusión.

Siempre hay que volver a empezar. Personalmente, te recomiendo que evites decir *perder* peso, porque inconscientemente cuando perdemos algo solemos querer recuperarlo.

Si éste es tu caso, seguro que te has dado cuenta de este fenómeno. Cada vez que pierdes peso y lo vuelves a recuperar, desgraciadamente engordas unos cuantos kilos de más. Ésta es la forma que tiene tu cuerpo de rebelarse contra lo que le haces. Tu cuerpo es tu mejor amigo. Entonces, ¿por qué lo tratas de esa manera? Así que, en lugar de agradecerlo cuando intenta hablarte a través de todo tipo de mensajes, optas por cambiarlo. A través de tus constantes críticas, incluso llegas a odiar tu imagen corporal. En definitiva, ponerle cualquier tipo de dieta va en contra de su verdadera naturaleza.

En este sentido, es mucho más prudente identificar la causa de tu sobrepeso para poder percibir con mayor claridad el mensaje que intenta enviarte. Al hacerlo, tu cuerpo volverá gradualmente a su peso natural. Además, no es necesario seguir las estadísticas establecidas por las compañías de seguros hace mucho tiempo. Sabrás que estás en tu peso natural cuando te sientas bien en tu cuerpo o cuando puedas retomar las actividades que te gustan. Hay que tener en cuenta que el tiempo que se tarda en llegar varía de una persona a otra. Algunas personas pueden perder de cinco a diez kilos, mientras que para otras dos kilos menos será bastante satisfactorio.

Pero no importa, primero hay que averiguar la causa. Para que su cuerpo haya acumulado diez kilos, probablemente haya necesitado unos cuantos años. Entonces, ¿por qué tratar de deshacerse de ellos en unos pocos meses? Dale tiempo a tu cuerpo para que se adapte a tus cambios internos, no le impongas nada drástico que le haga reaccionar, igual que reaccionarías ante un *shock* de algún tipo.

En cuanto hayas cambiado tu forma de pensar y ciertas creencias que ya no te son útiles, el resto se pondrá en su sitio de forma natural. El resultado dependerá de esta transformación.

Además, los mensajes varían de una persona a otra, es decir, la causa es diferente para todos. El exceso de peso puede deberse a que se come por costumbre, por emoción o por apetito, como se ha mencionado en el capítulo anterior. Comer demasiado para las necesidades de tu cuerpo se convierte en grasa, especialmente cuando te sientes culpable.

Por otro lado, sabes tan bien como yo que muchas personas comen mucho más de lo que su cuerpo necesita y, sin embargo, su peso no se ve afectado en absoluto. Así pues, comer en exceso no es la única causa del sobrepeso. Mientras comen, estas personas tienen la capacidad de quemar todas las calorías extra debido a un metabolismo muy rápido. Sus cuerpos trabajan constantemente a gran velocidad y el sistema digestivo se activa constantemente. Sin embargo, hay que tener en cuenta que el cuerpo de estas personas se desgasta y envejece más rápidamente. Cada uno tiene un mensaje. El cuerpo, ese gran amigo, siempre tendrá una forma de darnos su mensaje si vamos en contra de sus necesidades.

La primera solución es comer sólo cuando se tiene hambre de verdad, preguntándose qué necesita el cuerpo. Evidentemente, esto es un buen comienzo, aunque todavía no conozca la causa fundamental de su problema de peso.

El exceso de peso también puede explicarse por la expresión de pensamientos de acumulación. El individuo que tiene múltiples pensamientos de acumulación tiene miedo de quedarse sin algo. Siempre quieren tener más.

También puede ser una persona a la que no le falta nada actualmente, pero que teme quedarse sin nada un día. Entre estas personas están las que compran grandes cantidades de pólizas de seguro, mucha comida para tener una buena provisión, etc. Puede que te encuentres entre los que acumulan o atesoran una gran cantidad de bienes materiales o dinero, pero si esto te beneficia, no recibirás ningún mensaje de tu cuerpo. Por otro lado, si todos estos bienes y dinero se acumulan por miedo, puede ser muy perjudicial para tu evolución. Tu poder interior te lo indica a través de tu problema de peso.

El problema del peso también puede representar la dificultad para dejarse llevar, para compartir lo que realmente ocurre en tu interior. ¿Cuál es la razón para guardarlo todo dentro de ti y hablar sólo de cosas superficiales? ¿Tienes miedo de hacer daño a alguien? ¿De no ser aceptado o amado? ¿De estar avergonzado? ¿De ser juzgado? ¿Eres la persona que recibe las confidencias y los problemas de todo el mundo, pero no te atreves a compartirlos? Un exceso de acumulación significa que se recibe demasiado en relación con lo que se da, lo que supone una falta de equilibrio. Tu cuerpo también acumulará en el mismo grado que tú acumulas en tu interior.

El exceso de peso, como cualquier otro problema, es un signo de autodesaprobación, de falta de amor por uno mismo. Si éste es tu caso, es posible que seas un hombre que lo hace todo para caer bien a los demás. Te has acostumbrado a ocuparte de los problemas de los demás, especialmente de los de tus seres queridos, pero lamentablemente descuidas tus propias necesidades. Piensas que hacerte imprescindible para los que quieres, o para los que te reclaman, es una muestra de amor. **Sin embargo, el verdadero amor no puede ni debe venir de otros. Sólo puede venir de ti mismo y los demás son sólo un reflejo de cuánto te quieres a ti mismo**.

Al buscar el amor de los demás, siempre estás haciendo más y más, sin que los demás te lo hayan pedido. En general, a menudo sientes que se aprovechan de ti, cuando en realidad eres tú quien deja que los demás lo hagan, haciendo que tu cuerpo aumente de peso como resultado. El amor que los demás sienten por ti no proviene de lo que haces por ellos, sino de lo que *ERES*. Siendo un hombre generoso por naturaleza, debes ser consciente de que aunque escuches tus necesidades o te dejes llevar, los demás no te querrán menos.

Al estar atento a esto, tu motivación cambiará gradualmente, y cuando decidas ayudar a otra persona, sentirás poco a poco que el peso sobre tus hombros y espalda disminuye. En efecto, cuanto más se siente una persona responsable de la felicidad de sus seres queridos, más necesita una espalda especialmente fuerte para soportar todo ese peso. Si eres una persona así, a menudo debes sentir que tienes demasiado peso que llevar. Si tomas conciencia de ello, tu peso corporal disminuirá. Ya no te sentirás obligado a ayudar a nadie más por tu miedo a no ser amado. En cambio, lo harás porque quieres, o por generosidad, sin tener que dudar necesariamente del amor de los demás.

El exceso de peso también puede estar causado por las frustraciones sexuales y el sentimiento de culpabilidad. ¿Podría ser que de niño te inculcaron muchos tabúes sexuales, que tus padres eran demasiado estrictos, que consideraban el sexo como algo sucio, incorrecto, pecaminoso? Personas a las que les gusta todo lo sensual –hacer el amor, comer con placer o deleite, tocar telas suaves, etc.– mientras creen que es malo disfrutar de sus sentidos aumentan inconscientemente de peso para evitar ser tentados por sus sentidos. Si esta explicación te resuena, ¿crees que ser gordo, obeso, realmente te ayuda a sentirte menos atraído por las tentaciones físicas?

Por desgracia, probablemente no sea así. Es posible que intentes controlarte durante un tiempo pero, al no poder hacerlo de forma continuada, vas perdiendo el control y acabas actuando mientras te prometes a ti mismo no volver a hacerlo. Como has leído en el capítulo sobre la culpabilidad, cuanto más quieras dejar un comportamiento o una actitud porque creas que está mal, más probable será que continúes.

El sobrepeso puede ser una cuerda que hay que cortar con alguien que ha actuado como padre y al que considerabas demasiado gordo. Este cordón fue creado por un rencor u odio hacia esta persona debido a un dolor experimentado durante la infancia o la adolescencia. Conocí a un hombre que empezó a engordar demasiado en el mismo momento en que fue padre. Se dio cuenta de lo mucho que le molestaba su madre por estar tan gorda que no podía hacer nada en la casa.

Desde su adolescencia, este hombre, que era hijo único, se había visto obligado a realizar las tareas domésticas, las comidas, además de verse privado de salir con los amigos como los demás. Su madre sólo le dejaba salir cuando terminaba todas sus tareas. Su padre, por su parte, que estaba muy ausente, exigía a su hijo que obedeciera a su madre.

También sentía que su padre se avergonzaba de él. Él mismo estaba tan avergonzado de su madre que nunca se atrevió a invitar a nadie a la casa. Tenía tanto miedo de parecerse a su madre que esto es exactamente lo que creó de forma inconsciente. En este caso, el exceso de peso indica a este hombre la urgencia de aceptarse a sí mismo, y sobre todo de aceptar el hecho de que su madre estaba pasando por lo mismo que él.

Otra causa del exceso de peso puede encontrarse en querer parecerte a alguien que amaste en tu juventud. Si admiras las cualidades de esa persona, puedes desarrollarlas en ti sin necesidad de imitar su tamaño físico.

Si tienes el problema de la obesidad desde que naciste, la causa viene de una vida anterior para ayudarte a completar lo que no se hizo en ésa. Al igual que para una persona que nace con algún tipo de discapacidad, ésta es necesaria para su evolución, tu mayor lección de vida es aprender a quererte y aceptarte con este peso extra. Puede que tengas que vivir así toda tu vida o hasta que entiendas que hay un mensaje fundamental en este problema.

Hay que saber que, en algún momento, todo puede detenerse. La persona que sufre una discapacidad física puede obrar un milagro y así recuperarse por completo. Lo mismo ocurre con la cuestión del peso y con cualquier problema físico. Una persona no tiene que vivir toda su vida según lo que se llama «karma» o destino de una vida anterior. Sólo tú puedes decidir cuándo terminar.

La probabilidad contraria es igualmente cierta. Puede que vivas toda tu vida con ese peso de más, pero una vez que te hayas aceptado plenamente tal y como eres, dejarás de verlo como un problema. Te verás a ti mismo como una hermosa persona gordita y sentirás mucho amor por lo que eres, además de sentir lo mismo por parte de los demás. ¿Cuál crees que será el impacto en tu vida en el mundo del alma cuando mueras, si tu cuerpo es gordo o flaco? Sólo el grado de amor por ti mismo que hayas desarrollado marcará la diferencia en lo que ocurra en este mundo del alma y en tus próximas vidas.

Algunas personas que son muy religiosas, o que se sienten atraídas por el mundo astral o espiritual y tienen un vago recuerdo de dimensiones anteriores de la vida en la Tierra, desearían encontrarse en otro lugar distinto de la Tierra. Estas personas suelen hacerse la siguiente pregunta: «¿Qué hago en la Tierra? Me parece que estar muerto sería más agradable que estar vivo». No piensan necesariamente en el suicidio, pero sienten muy fuertemente un cierto atractivo de lo que han conocido de un lugar mucho más fantástico que la Tierra. Estas personas pueden entonces experimentar un problema de peso.

Este peso adicional permite que las personas permanezcan físicamente ancladas a la Tierra para que ésta las sostenga. El mensaje de su poder interior es: «**Acepta de una vez por todas que estás en la Tierra. Tienes algo que lograr aquí. Todavía tienes mucho que aprender, sobre todo a quererte a ti mismo y a los demás**». Si éste es tu caso, te sugiero encarecidamente que te detengas en la belleza de la Tierra, en la naturaleza por ejemplo; está llena de riquezas, como las que tienes dentro de ti. Comienza ahora a amarte a ti mismo y a todo lo que te rodea.

Sea cual sea el significado o la causa de tu problema de peso, debes saber que tu Dios interior tiene mil y una formas de hablarte a través de tu cuerpo para que tomes conciencia de tus comportamientos y de tu actitud interior. Depende de ti captar estas señales y averiguar cuál es la causa.

Por ello, es importante detenerse y observar qué es lo que sacude tu interior en lugar de intentar curar el efecto siguiendo algún tipo de dieta. Si vas directamente a la fuente, sin duda saldrás ganando. Tratar de actuar sólo sobre el efecto difícilmente resolverá la situación. Esto se puede comparar con el individuo que tiene problemas graves. Para olvidarlos, decide ir a tomar una copa y acaba emborrachándose toda la noche. A la mañana siguiente, el problema sigue ahí, por supuesto, e incluso se verá un poco más grande que el día anterior.

Controlar el peso mediante dietas autoimpuestas conduce invariablemente al mismo resultado. Aunque consigas curar el efecto temporalmente, la causa siempre permanecerá y también te traerá una constante insatisfacción interior. Entonces, ¿por qué no actuar directamente sobre la causa, sobre la fuente misma del mensaje?

Y no tienes que preocuparte por el tiempo que tarda tu cuerpo en volver a su peso natural. Ve a tu propio ritmo. Lo más importante es que aprendas a ser dueño de ti mismo para que puedas experimentar idealmente la verdadera felicidad.

EJERCICIOS PARA ASIMILAR ESTE CAPÍTULO

1) La primera tarea es olvidar las palabras *dieta, régimen* y *trampa.* Nadie está engañando en su vida. Si crees que haces trampa, es porque siempre estás a dieta y a menudo te sientes culpable. Esto no es bueno para ti.

2) Cuando no escuches las necesidades de tu cuerpo, o cuando acabes de abusar de él, háblale así: «Lo siento ROUMA por el trabajo extra que te estoy dando. He abusado de ti dándote demasiada comida. Este acto inconsciente es, por desgracia, parte del ser humano. No es mi preferencia y no significa que vaya a hacerlo día tras día. Ya verás, al final lo conseguiré, estoy aprendiendo a quererme. Gracias por todo lo que haces por mí». Al decir esto, evitarás sentirte culpable, lo cual es la mayor causa de aumento de peso.

3) Acepta tu cuerpo y permítete ser como eres ahora, con tus limitaciones. **No tienes que rendir cuentas a nadie más que a ti mismo**. Tú eres la única persona que puede gestionar tu vida y, por tanto, asumir las consecuencias de tus decisiones. Cuando las consecuencias sean demasiado difíciles o dolorosas para ti, poco a poco podrás tomar otras decisiones.

4) Entre las diferentes causas posibles, comprueba cuáles parecen ser las tuyas.

5) Repite la siguiente afirmación tantas veces como puedas:

ME ACEPTO TAL Y COMO SOY AHORA. MI GRAN PODER INTERIOR ME AYUDA A MANTENER MI PESO IDEAL. GRACIAS, DIOS, POR SEGUIR AYUDÁNDOME.

Capítulo 18

LA SEXUALIDAD

Hablar de sexualidad es siempre un asunto delicado. Por sorprendente que parezca, hoy en día sigue siendo una minoría la que está dispuesta a hablar abiertamente de este tema o se siente muy cómoda haciéndolo. De generación en generación, hemos conservado muchos miedos, tabúes y, sobre todo, culpabilidad sobre la palabra *sexo*.

No hace mucho tiempo, esta palabra todavía se consideraba un pecado, así que... En este sentido, algunos recordarán los confesionarios que debían hacernos acusar de nuestros pecados. Sin embargo, los pensamientos sobre sexo o actos sexuales considerados pecaminosos no solían cruzar el umbral. Y aunque los confesáramos, seguíamos sintiéndonos culpables porque la persona que escuchaba la confesión nos hacía sentir que estaba mal, incluso aborrecible, y que no debíamos volver a hacerlo. ¿Recuerdas el capítulo sobre el sentimiento de culpa en el que dejé claro que cuanto más quieres abandonar un comportamiento o una actitud, más continúa ese mismo comportamiento? Así que sólo la aceptación total, hecha con el corazón, puede realmente producir un cambio permanente.

Hoy en día, muy pocas personas mantienen la práctica de la confesión. Por otro lado, la culpabilidad sexual sigue perpetuándose de una generación a otra.

Para mí, siempre es una sorpresa cuando oigo a los jóvenes participantes en los talleres confesar su culpabilidad sexual, cuando sabemos que todo lo relacionado con la sexualidad se discute abiertamente desde hace muchos años. Ya sea a través de los libros, de la educación escolar, la televisión o Internet, incluida la libertad de moral, todo es fácilmente accesible. Debemos darnos cuenta de que el conocimiento y la aceptación son dos conceptos muy diferentes. No porque la gente tenga más conocimientos sobre este tema se acepta más. Ni mucho menos.

¿De dónde viene esta gran importancia de la sexualidad en la vida de los humanos en general? Probablemente ya has oído que todo lo que existe en el plano visible también existe en el plano invisible. Todo lo de arriba –el plano astral o mundo del alma– es como todo lo de abajo –el plano terrestre– y todo lo de abajo es similar a lo que existe arriba.

El acto sexual es la expresión física en el ser humano de la mayor fusión posible, es decir, la fusión del alma y el espíritu, la fusión del cuerpo inferior con el cuerpo superior. Por eso el acto sexual es tan importante y el gran objetivo del alma es lograr esta fusión definitiva. De hecho, el alma anticipa la consecución de la felicidad más completa, que está representada por la fusión con el espíritu.

Es por ello por lo que las expectativas sexuales siguen siendo numerosas y, en su mayoría, decepcionantes. Desde nuestra juventud, la mayoría de los adultos –incluidos a menudo nuestros padres– han mencionado frustraciones y decepciones sexuales. Por incomodidad o para evitar a sus hijos esta frustración, han intentado retrasar su desarrollo sexual natural. Con frecuencia escucho de los participantes en nuestros talleres que no recibieron su educación sexual de sus padres. Como ahora hay tanta información en los libros, en las escuelas y en Internet, creen que sus hijos probablemente ya saben lo suficiente y asumen que no es necesario decírselo.

En este caso, como adultos, estas personas reaccionarán de la misma manera con sus propios hijos. Muchos se privan, al no querer admitir sus miedos y su culpabilidad respecto al sexo. Al privarse a sí mismos y a sus hijos, se obsesionan cada vez más con el sexo, casi siempre de forma inconsciente, y se sienten culpables cuando se atreven a darse un capricho. El comportamiento se vuelve excesivo: demasiada o muy poca actividad sexual.

El acto sexual no es una forma de acercarse o comprometerse con alguien. Una relación basada en el sexo no tiene una base sólida. Cuanto más desarrolle una pareja una amistad profunda y sincera antes de mantener relaciones sexuales, más fuertes serán los cimientos de su relación.

Los problemas sexuales son tan numerosos como el número de enfermedades relacionadas con los genitales de hombres y mujeres. Por ejemplo, cualquier enfermedad venérea indica vergüenza sobre la sexualidad. Los problemas menstruales muestran algún tipo de rechazo a la feminidad.

Como se mencionó al principio del libro, los humanos tienen una gran cantidad de energía sexual, que también representa la energía creativa. Sin embargo, no se puede utilizar de forma continua o sólo en el rendimiento sexual, y por eso esta energía sube al nivel de la garganta para activar los impulsos creativos. Por lo tanto, es importante ser creativo con regularidad. En general, las personas de las generaciones anteriores eran menos creativas, la mayoría vivía mucho más en la rutina establecida por sus padres, la religión o la sociedad. No utilizaban mucho su energía sexual ni para hacer el amor ni para crear sus vidas de forma consciente.

Afortunadamente, la vida actual ofrece cada vez más oportunidades para diseñar nuestras opciones de vida. Los jóvenes empiezan a explotar su creatividad a una edad muy temprana, ya sea en sus aficiones, trabajo, electrónica, ordenadores, vestimenta, peinado, etc.

Hoy en día, todavía tenemos que liberarnos de muchos tabúes y culpabilidades que están profundamente arraigados en nuestros genes. Recordamos que durante mucho tiempo no se permitió a la mujer disfrutar del sexo. Sus órganos sexuales sólo debían utilizarse para la procreación. Las mujeres que se atrevían a disfrutar y tener sexo se sentían culpables todo el tiempo. Los hombres experimentaron la misma culpa inconscientemente, porque a su pesar participaban en provocar esa culpa en la mujer.

Incluso hoy en día, la diferencia es notable en la educación de niños y niñas. Por ejemplo, a una niña no se le permite andar desnuda, mientras que un niño tiene más libertad para hacerlo. Además, se tolera más a un chico que se masturba que a una chica, que estará más vigilada en la adolescencia. Debido a muchas de estas prohibiciones y sistemas de valores del pasado, la gente tenía (y todavía tiene) tantos pensamientos y deseos sexuales.

Muchos tabúes sexuales siguen existiendo a nivel inconsciente. Sin embargo, debemos liberarnos de estos tabúes porque nos impiden alcanzar la paz interior que buscamos. El adulto acumuló muchas creencias sobre el sexo cuando era niño y adolescente. Por ejemplo, si descubre a sus padres durante las relaciones sexuales y éstos quieren castigarle o intentan esconderse, esto será suficiente para que el niño concluya que algo «malo» o «vergonzoso» está sucediendo. A partir de entonces, sus nociones de «bien / mal» se distorsionan.

El complejo de Edipo se considera normal en niños de entre dos y seis años. A esta edad se desarrolla la energía sexual y por eso el niño se enamora de su madre y la niña de su padre, en todos los sentidos, incluida la atracción física. El niño se pone celoso de su padre. Hay una parte de él que admira a su padre, que quiere ser como él, y al mismo tiempo quiere sustituirlo. Así que se encuentra atrapado entre estos dos aspectos. Aunque esta parte de la vida es natural para todos los niños, no debemos fomentar este complejo de Edipo dejando que el niño duerma con el progenitor del sexo opuesto, como suelen exigir los niños pequeños. Sólo respondemos a su deseo. Hay que explicarles con delicadeza que tienen su propia habitación, igual que los padres tienen la suya.

El niño es muy sensual hacia el padre del sexo opuesto. Les besan y tocan con frecuencia, incluso interfiriendo si el otro progenitor presta demasiada atención a «su» amado padre. No es aconsejable fomentar esta actitud. Sin agobiar al niño, es importante hacerle entender que papá y mamá son amantes y que el niño no puede sustituir a su pareja. Animo a los padres a que hablen con sus hijos como si fueran adultos, explicándoles que, en el esquema de las cosas, nunca podrán ocupar el lugar de su padre o madre del mismo sexo.

Por otro lado, la atracción que sienten es natural porque su sexualidad se está desarrollando y este fenómeno es temporal. Hay que ser abierto y transparente con los niños, en lugar de desconfiar de sus manifestaciones naturales. Los niños entienden mucho más rápido de lo que creemos y son perfectamente capaces de respetar más a un padre verdadero, sincero y transparente. Aunque el niño no entienda necesariamente las palabras utilizadas por el adulto, recibe el mensaje de forma vibratoria e intuitiva. Es su alma la que entiende, no su mente.

Cuando el niño llega a la edad de seis años, el complejo de Edipo tiende a desaparecer gradualmente. Si la educación del niño se supervisa de forma natural, respetará más al progenitor del sexo opuesto y la admiración por el del mismo sexo sustituirá a los celos. El niño se identificará con el progenitor del mismo sexo y tratará de amarlo y emularlo, en lugar de rechazarlo o sustituirlo.

Muchos problemas sexuales se derivan del hecho de que el complejo de Edipo aún no se ha resuelto, incluso en la edad adulta. Aunque no quiera admitirlo, la joven busca inconscientemente a su padre, y el joven a su madre. Obsérvate con sinceridad y si te identificas con esta situación, no pienses que está mal o que es una actitud desviada. Esta atracción es bastante natural a una edad temprana. Por el contrario, tienes que tomar la decisión de cortar este vínculo emocional íntimo, aceptando que un padre no puede ser un cónyuge y aceptando tú mismo el hecho de que te sentías atraído por ese padre. Un complejo de Edipo no resuelto sigue perpetuándose de una generación a otra. Hay que recordar que el amor paterno o materno y el amor de pareja son dos cosas totalmente diferentes.

Ésta es una de las razones por las que ha habido tantos casos de incesto y por las que continúa habiéndolos hasta hoy. Tengo que decirte que siempre me sorprende ver, en talleres o en otras ocasiones, que aproximadamente una de cada cinco personas reconoce haber tenido una experiencia incestuosa en su infancia o adolescencia, por no hablar de los que no se atreven a revelarla. Es un trauma común. Afortunadamente, ahora la gente es más abierta y tiene menos miedo a las represalias. Esto es parte de la gran energía de apertura en la Tierra que nos está animando a lidiar con viejos traumas que nos han afectado durante milenios.

¿De dónde vienen las experiencias incestuosas? Aunque el fenómeno del incesto se ha estudiado ampliamente en psicología y psiquiatría, nadie ha podido aún precisar las causas fundamentales. Con los miles de personas que he conocido, principalmente mujeres que han vivido el incesto, he tenido la oportunidad en los últimos treinta años de elaborar una síntesis. En resumen, puede haber varios factores. Ya he mencionado el complejo de Edipo no resuelto.

Otro factor que hay que tener en cuenta es la falta de madurez sexual del padre. Pongo el ejemplo del padre con su hija, ya que es la forma más común de incesto. Se utiliza la palabra incesto en lugar de abuso sexual cuando el abuso es realizado por alguien que tiene una relación familiar estrecha o que desempeña el papel de padre. El padre sexualmente inmaduro puede provenir de una familia en la que el sexo era realmente tabú, ausente y pecaminoso, o por el contrario, de un entorno en el que existían perversiones sexuales.

Un padre así, que siente o es consciente de que su hijita está enamorada de él, y que a menudo interpreta este amor de forma sensual, no puede controlarse. La niña o adolescente provoca inconscientemente una reacción en su padre. No pretendo excusar la experiencia incestuosa, sino señalar que con demasiada frecuencia se culpa al progenitor, sin reconocer el sufrimiento y la impotencia que éste experimenta en este ámbito. He tenido la oportunidad de hablar con varios padres incestuosos, por lo que pude sentir lo incapaces que eran de controlarse.

La mayoría de ellos recurren al alcohol o a las drogas para reprimir su dolor y su sentimiento de culpa. Conscientemente, para sentirse menos culpables, pueden hacerse creer que no es grave, o que dejarán de hacerlo, o que la niña lo olvidará, o que es culpa de su hija que está demasiado apegada a él, o incluso culpa del cónyuge que no quiere tener relaciones sexuales. Sea cual sea la excusa, no son menos infelices porque saben en el fondo que no están asumiendo su responsabilidad. Paradójicamente, el hombre incestuoso es un hombre que concede gran importancia a la vida familiar. Ésta es una de las razones por las que satisface sus impulsos sexuales en casa y no en otro lugar.

Lo que parece más traumático para la niña, ya convertida en una mujer adulta, es la contradicción que se produce. De joven, sintió que la situación que vivió con su padre era contraria al orden de las cosas. Se suponía que su padre era su pilar que la ayudaría a sentirse amada y confiada, con quien se sentiría segura y protegida. Así que la niña perdió el norte porque el padre ya no se comportaba como un padre, sino como un niño enamorado de una niña, incapaz de controlarse.

Por otro lado, a una parte de la niña le gustaba la atención especial que le prestaba su padre. Según ella, era la única forma de afecto que recibía de él. Su padre también satisfizo su complejo de Edipo haciéndola ocupar el lugar de su madre. Sin embargo, la niña se sentía culpable por amar esta forma de afecto, porque una vocecita en su interior le recordaba que estaba mal ocupar el lugar de la madre.

En los niños pequeños, el incesto está mucho menos reconocido porque se considera normal que la madre acaricie a su hijo lavándolo, besándolo, siendo muy cariñosa con él, etc. El niño experimenta el incesto cuando se siente incómodo, cuando siente que hay algo sexual en el comportamiento de su madre. Incluso he escuchado a madres decirme que disfrutaban provocando una erección en su hijo pequeño. Se dieron el pretexto de que su hijo sería un hombre de verdad más adelante.

También he escuchado a hombres que se han atrevido a revelar que les encantaba la sensación sexual que experimentaban con su madre y que nunca se habían atrevido a admitirlo ante nadie, y menos ante ella, porque no querían que se acabara. Sin embargo, se sentían culpables e incómodos.

Por otro lado, la pareja de un padre incestuoso suele preferir no ver nada, por miedo a descubrir una verdad inquietante. ¿Por qué? Porque en la mayoría de los casos también han sufrido incesto y no pueden aceptar o admitir ante sí mismos que se casaron con alguien con el mismo problema. El niño suele acabar odiando al progenitor del mismo sexo por actuar como si no hubiera pasado nada, y por no ayudarle informándole más sobre el asunto.

Estas palabras han sido confirmadas por miles de mujeres que han podido confesar su experiencia con toda franqueza y honestidad. Para poder abrirnos de esta manera, tenemos que dejar de lado el ego y, por tanto, nuestras creencias de que está MAL. Está demostrado que la gran mayoría de los casos de incesto se producen sin violencia. Es cierto que las niñas que se han visto forzadas sufriendo violencia no han podido disfrutar ni siquiera de una parte de la experiencia. Por lo tanto, les resulta más difícil resolver este problema, que afectará a su vida sexual mientras no se resuelva.

Pero ¿cómo se puede lograr que se resuelva? **A través del verdadero perdón**. Si has tenido una experiencia de este tipo con tu padre, madre, hermano mayor, abuelo o tío, será muy importante reconciliarte con él o ella, así como aceptar que esta persona está sufriendo. Entonces, lo más importante es perdonarte a ti mismo y aceptar que tenías derecho a amar esa forma de afecto y cariño que recibiste de ese padre, aunque no estés de acuerdo con el modo en que lo hizo.

Si dices que no te ha gustado nada, que la experiencia ha sido sólo dolor y humillación, o que te ha hecho vivir en un miedo constante, es seguro que la reconciliación con el padre o la persona en cuestión será más difícil, porque tu ego te hará que te resistas encontrando todo tipo de excusas para evitar que te reconcilies. Intentará convencerte de que es el culpable, el responsable, y que no te corresponde dar el primer paso.

Si te empeñas en estar de acuerdo con tu ego, la experiencia puede prolongarse innecesariamente. Pero si consigues superar tu ego y hablar con CANTA sobre los beneficios de aclarar la situación, experimentarás un gran alivio y darás un paso de gigante hacia la evolución de tu alma.

Siempre tienes una opción. O escuchas a tu ego y sigues viviendo con el mismo dolor que probablemente has estado experimentando durante mucho tiempo –incluso durante varias vidas–, por no hablar de los problemas en tu vida sexual, o decides optar por el perdón. Sin embargo, esto no debe hacerse por la otra persona, sino como una gran prueba de amor hacia uno mismo.

A su vez, este acto de amor ayudará a ese padre a llevar a cabo el mismo proceso con su propio padre. Se ha demostrado psicológicamente que en casi todos los casos, cualquier abusador también ha sido abusado. Cualquier acto genuino de perdón tiene efectos extraordinarios para todos los implicados, a la vez que influye positivamente en varias generaciones.

Recordemos que nadie tiene derecho a juzgar a nadie. Por supuesto, podemos estar en desacuerdo, pero no necesariamente condenarlos. Es mucho más sabio aceptar que en el plano espiritual **no hay personas violentas o malvadas: sólo hay grandes sufridores**.

El acto sexual sólo debe hacerse por amor. Amar a una persona es desear fundirse con ella para sentirla más, para comunicarse y comulgar con ella. El acto sexual nunca debe ser objeto de negociación. Cuántas personas –especialmente mujeres– se someten a cualquier forma de sexualidad creyendo que después obtendrán una recompensa o que podrán comprar la paz. Lo hacen sobre todo con la expectativa de recibir algo a cambio. Por ejemplo, cuando quería que mi primer marido me ayudara en la casa o que hiciera un trabajo que no le gustaba mucho, descubrí que era mucho más probable que me ayudara si habíamos tenido sexo la noche anterior.

Por su parte, los hombres se identifican demasiado a menudo con sus proezas sexuales. Creen que las mujeres se sentirán decepcionadas si no son emprendedores, no tienen éxito o no muestran siempre su deseo de tener sexo. Los hombres creen que las mujeres esperan esto de ellos. Es cierto que esta situación es muy común, porque cuando un miembro de la pareja dice: «No, no tengo ganas de hacer el amor esta noche», la otra persona escucha que no es deseable, que no es amada. El amor y la sexualidad resultan ser dos cosas completamente diferentes.

Cuando se inicia una nueva relación, es importante empezarla con buen pie. No utilices el sexo como medio de apego porque nunca es lo que mantiene a una persona a largo plazo. Sin embargo, si tu relación lleva varios años, es una buena idea tener una conversación profunda sobre vuestros respectivos intereses sexuales. Esto ayudará a compartir exactamente cómo os sentís sobre el sexo y cómo os sentíais cuando erais jóvenes. Para facilitar este paso, es importante aprender a revelarse al respecto. ¿Alguna vez te has sentado con tu pareja y le has contado los detalles de tu primer encuentro sexual o de tus placeres íntimos? ¿Recuerdas dónde, cuándo y con quién? Si no lo recuerdas, puede ser señal de un bloqueo en esta zona.

He visto a muchas personas que llevan uno, dos, cinco o veinte años de relación y que creen que sus problemas sexuales son la causa de las muchas frustraciones que experimentan juntos. Parece que no se han dado cuenta de que la unión es necesaria antes del sexo; no empieza cuando te metes en la cama. Una vida sexual plena y satisfactoria suele ser el reflejo de una pareja que también se complementa en otras áreas de su vida en común.

Por ejemplo, cuando amas a tu pareja por todo lo que es y significa para ti, cuando compartes tu amor, afecto y felicidad con ella a diario, puedes estar seguro de que la insatisfacción con tu sexualidad es tan rara como la insatisfacción con tu comunicación diaria. Por lo tanto, la sexualidad no es más que un reflejo de tu bienestar interior y del bienestar que compartes con tu pareja en todo momento.

También es importante aceptar que el acto de amor sexual es uno de los mayores placeres de la Tierra; es el símbolo material de la fusión espiritual con DIOS. Hacer el amor no es sólo un acto animal para perpetuar la raza o para experimentar el placer físico. Cuando el acto está concebido para el mero placer sensual, sin compartir sentimientos con la otra persona, sólo entra en acción tu cuerpo inferior, mientras que tener sexo por amor permite que tu cuerpo superior te proporcione un gran disfrute interior incluso después del acto sexual.

Es de gran importancia hacer el amor eligiendo bien a tu pareja. La mujer recibe mucho del hombre durante el acto sexual, al igual que el hombre recibe mucho de la mujer. No sólo te haces parte del otro físicamente, sino también emocional y mentalmente. Recuerda: nuestros tres cuerpos no pueden separarse. El hecho de que las personas utilicen preservativos o no, no cambia la energía que se liberó durante la relación sexual. Por eso es importante conocer a la persona con la que vas a tener relaciones sexuales. Si esa persona tiene mucho resentimiento, odio o miedos, es muy posible que te dejes influir por ella. El hombre y la mujer reciben las vibraciones del otro a través de la unión de los cuerpos sutiles, los cuerpos invisibles.

Dado que la gente busca continuamente en el sexo una compensación por algo que está fuera de su control, es fácil ver la cantidad de insatisfacción sexual que hay en la Tierra. Como ya se ha dicho, la fusión sexual es un anticipo de la fusión espiritual del alma y el espíritu. Por otro lado, he escuchado a menudo a personas –sobre todo mujeres– que, habiendo iniciado un camino personal y espiritual, deciden dejar atrás todo lo relacionado con el sexo, creyendo que la sexualidad no es algo espiritual. Por lo tanto, estas personas se apartan de toda expresión sexual.

Si esta decisión se basa en la noción del bien y del mal, no puede ser beneficiosa para ti. Cuando esa decisión se toma por elección consciente y responde a una necesidad del alma, no habrá consecuencias perjudiciales. ¿Cómo se puede reconocer el motivo de la decisión de dejar la actividad sexual? Observándose a sí mismo en relación con los demás. Si esta persona juzga a alguien que se permite tener sexo mientras se declara espiritual, sabemos que su sexualidad está reprimida y que un día, en su vida actual o en otra, acabará perdiendo el control.

Cualquier signo de control en cualquier área conlleva invariablemente una futura pérdida de control.

En cuanto a la homosexualidad, es simplemente una elección de pareja sexual. Esta elección responde a su necesidad de aceptarse a sí mismos, así como a su necesidad de trabajar en su herida de rechazo. Saben que lo han conseguido cuando quienes les rodean les aceptan incondicionalmente en esta elección. La noción de lo correcto y lo incorrecto es la que más problemas sexuales trae a los homosexuales. He tenido la suerte de conocer a muchas parejas homosexuales que han vivido juntas durante muchos años y que son un gran ejemplo de amor.

Debemos recordar que cuando muramos y vayamos al mundo de las almas, es el grado de amor que hayamos aplicado a lo largo de nuestra vida lo que marcará la diferencia en nuestras experiencias y en nuestras vidas futuras, no el tipo de pareja sexual. La sexualidad no es más que una forma física de entrar en comunión con nuestra pareja, de fundirnos con ella y de recordar cómo esta fusión nos aporta alegría, felicidad y plenitud. Por lo tanto, se nos recuerda que toda esta felicidad es sólo una parte de la verdadera felicidad que se experimentará cuando el alma se fusione con el espíritu, cuando se alcance el estado crístico.

Si te ves entre los que juzgan la vida sexual de los demás, debes saber que cada uno de nosotros tiene algo que aprender de sus elecciones. Si juzgas a alguien con dureza, mira lo que eso despierta en ti. ¿De qué les acusas o juzgas? Descubre lo que aún no ha sido aceptado en ti, en tu forma de ser. ¿Qué intentas preservar u ocultar? Por ello, sería mejor que lo afrontaras ahora, lo que te ayudará a evitar convertirte exactamente en lo que juzgas.

Por ejemplo, conozco a un hombre que juzgaba mucho a su hermano mayor por ser gay y después se enteró de que su única hija también lo era. Durante mucho tiempo, trató de ocultar este hecho a la familia, aunque todos los demás lo sabían. Este hombre experimentó grandes dificultades emocionales y físicas como resultado de esta negación. Si no acepta la homosexualidad en esta vida, puede volver en otra vida eligiendo ser homosexual para aprender a aceptarse como tal.

EJERCICIOS PARA ASIMILAR ESTE CAPÍTULO

1) Tómate un tiempo para examinar tu vida sexual actual y pasada, remontándote hacia atrás lo máximo posible.

2) Después de tu próximo encuentro sexual, pregúntate cuál fue tu motivación. ¿Fue por amor? ¿Fue por obligación? ¿Para estar tranquilo? ¿Fue por miedo a algo?

3) Si no estás satisfecho con tu experiencia sexual, averigua cuáles son tus necesidades y actúa en consecuencia.

4) Si has sufrido algún tipo de abuso sexual o incesto, relee el capítulo sobre el perdón para animarte a sanar tu dolor lo antes posible.

5) Repite la siguiente afirmación tantas veces como puedas:

SOY UNA MANIFESTACIÓN DIVINA, POR LO TANTO MI SEXUALIDAD TAMBIÉN ES UNA MANIFESTACIÓN DIVINA. UTILIZO MI SEXUALIDAD PARA ELEVAR MI ALMA.

Capítulo 19

LAS ENFERMEDADES / LOS ACCIDENTES

No sé lo que significa para ti una enfermedad o un accidente, pero la realidad no siempre es la que crees. La mayoría de las personas describen la enfermedad como una mala suerte o una dificultad en sus vidas, una injusticia de algún tipo, especialmente si la enfermedad resulta ser hereditaria o contraída a través de otra persona. Razonar así es ir en contra de la gran ley de la responsabilidad.

Cada enfermedad y cada accidente que has sufrido han sido causados por ti. «Pero ¿quién podría desear eso?», te preguntarás. Más bien se crea de forma inconsciente. Recuerda que ya mencioné en un capítulo anterior que los seres humanos generalmente sólo son conscientes de un pequeño porcentaje de lo que ocurre en su interior. También mencioné que ser responsable significa saber que estamos creando constantemente nuestra vida, que todo lo que nos sucede es creado por nuestro estado interior. Si puedes aceptar que te atraes tus malestares y enfermedades, eso indica que aceptas la ley de la responsabilidad.

La enfermedad es simplemente una señal que recibes a través de tu cuerpo. Tu superconciencia te está señalando que algunas de tus acciones, pensamientos y palabras van en contra de la gran ley del amor. Cuando digo que tu cuerpo es tu mejor amigo en la Tierra, ésta es una de las sabidurías de esta afirmación. Tu cuerpo físico es un reflejo de lo que ocurre en tu interior, tanto a nivel psicológico (emocional y mental) como espiritual. Así, cuando tu ego te impide darte cuenta de que no estás en el verdadero amor, de que esto ha estado sucediendo y perjudicándote durante demasiado tiempo, tu superconciencia te habla a través de tu cuerpo.

No tiene sentido culpar a la naturaleza o molestarse por una enfermedad; es más importante captar el mensaje y dar las gracias a ROU-

MA por habértelo enviado. Cuando no lo consigas, di: «ROUMA, ayúdame a encontrar el mensaje, de momento no puedo». Al aceptar preocuparte por ello para verlo con claridad, estás haciendo un acto de amor por ti mismo.

«¿Cómo es que he vuelto a coger la gripe? Mi dolor de espalda no desaparece. ¡Ya estoy harto de estas interminables dolencias! ¡Ya está bien!». Con tales exclamaciones estás negando tu responsabilidad. Al aceptar el hecho de que se trata de mensajes de amor, te sentirás inclinado a hacerte preguntas y tu superconciencia te responderá. Esto te ayudará a conocerte mejor. Cuando niegues tu responsabilidad, la frecuencia de tus enfermedades o accidentes aumentará para que finalmente puedas entender los mensajes que te están llegando.

Cuando los entiendes, es más fácil tomar medidas que te lleven a un resultado tangible, a una solución permanente. He aquí una situación que lo explica bien: es de noche, tu vecino se acerca a tu casa para avisarte de que has olvidado apagar las luces del coche. Si te niegas a contestar, este mismo vecino llamará tu atención tocando de nuevo el timbre, no para avergonzarte, sino porque te aprecia y realmente quiere ayudarte. Si después de muchas advertencias sigues negándote a responder, tu vecino dejará de venir y te quedarás con un problema más grave: la batería de tu coche estará descargada a la mañana siguiente.

Tu superconciencia funciona de la misma manera contigo. Si huyes del primer mensaje o no lo entiendes, te enviará otro, y otro, y otro, y otro, hasta que llegue el día en que te ocurra algo vergonzoso o impactante que te sacuda y provoque una reacción en ti: un cáncer o un grave infarto. Y si todavía te niegas a reaccionar, morirás, como la batería de tu coche.

Entonces, ¿no sería mejor estar más pendiente, más alerta y, sobre todo, más atento a sus mensajes, incluso a los que te parecen menos importantes, antes de que sean demasiado fuertes o demasiado violentos? ¿O antes de que el precio que tengas que pagar sea demasiado alto?

Si agradeces a tu vecino el aviso y le prometes que te ocuparás de eso, debes actuar de inmediato: vístete, sal a la calle y apaga las luces de tu coche. Si haces como que te ocupas de él sin tomar ninguna medida, volverá a advertirte: «¿Me has entendido antes?». Tu Dios interior hace lo mismo. A través de sus continuos mensajes, ÉL te dice cómo volver al camino correcto, cómo lidiar con cualquier situación que no sea beneficiosa para ti a medida que avanzas. ¿No es increíble tener este gran AMIGO que te guía cuando vas por el camino equivocado? ¿Este AMIGO que está ahí enteramente para ti, durante cada momento de tu vida?

Cada enfermedad o dolencia es un mensaje en sí mismo. Pero el mal no es sólo de naturaleza física. La metafísica, que significa percibir más allá de lo físico, da testimonio de su veracidad, la cual me gusta demostrar con ejemplos. Es normal ser escéptico al principio, pero ¿qué se pierde realmente al abrirse y comprobarlo por sí mismo?

La gravedad de una enfermedad es tan fuerte como su mensaje. Cuando la enfermedad persiste y se amplifica, ya es hora de verlo claro y actuar. Si se vuelve poderosa, es porque ha acumulado su fuerza durante mucho tiempo. Tu alma clama: «¡Socorro! Tu falta de amor por ti mismo te está haciendo demasiado daño. Ya es hora de abrirse y retomar el camino del amor».

He aquí algunos ejemplos de causas probables de ciertas dolencias o enfermedades. Lo siguiente te dice lo que está pasando dentro de ti emocional y mentalmente, y lo más importante, la necesidad de tu ser que está bloqueada por tus miedos y creencias. **Sin embargo, el verdadero mensaje de tu DIOS interior es que te aceptes a ti mismo cuando descubras tus miedos y creencias, sabiendo que tienes derecho a ser humano**. Una vez completada esta aceptación en el amor verdadero, será más fácil, incluso obvio, transformar tu actitud hacia lo que quieres.

Padecer **artritis** significa tener la convicción de que los demás se aprovechan de ti, además de las críticas internas que están muy presentes y que rara vez se revelan abiertamente. La artritis afecta a personas que no saben negarse y que tienen dificultades para plantear sus demandas con claridad. La gente actúa con estas personas según lo que se desprende de ellas. El mensaje de la artritis, que puede ayudarte a escuchar más tus necesidades, puede leerse así: «¿Por qué crees que los demás se aprovechan de ti? Tú eres el que les permite… Hazte valer, di que no cuando surja la oportunidad. Aprende a formular tus peticiones en lugar de querer que los demás las adivinen. Cuando elijas estar al servicio de alguien, hazlo sin expectativas. Criticar y querer cambiar a los demás sólo agrava el problema».

El dolor de **rodilla** significa que somos demasiado inflexibles, demasiado obstinados en nuestra visión del futuro. A menudo es una señal de que el orgullo está demasiado presente en nuestras vidas. Una persona muy autoritaria, que se niega a doblegar su opinión, suele tener miedo a la mirada de los demás. Es inflexible con sus ideas. Si te duele la rodilla, te indica que seas más flexible, que dejes de temer por los demás si no escuchan tus consejos o no se adhieren a tus creencias. Esto no significa que tengas que someterte, pero sí tienes que dejar de lado las decisiones de los demás. ¿Hay alguien en tu vida cuya opinión te gustaría que fuera la misma que la tuya en la forma de afrontar su futuro? Tu cuerpo te dice que esa actitud no te beneficia y que vas en contra del amor al creerte responsable de la felicidad de los demás.

El dolor en **la boca** también envía un mensaje. Esta molestia en la boca indica que te cuesta tragar una nueva idea para poder digerirla y utilizarla. No te tomas el tiempo de comprobar todos los aspectos antes de reaccionar. Tu mente permanece demasiado cerrada y te niegas a reconocer un mensaje en la opinión de los demás o en una nueva idea que acabas de tener. Tu cuerpo dice: «Tómate el tiempo necesario para pensar con calma, no reacciones tan repentinamente. Esta nueva idea podría serte muy útil».

Si tus **dientes** te están causando grandes problemas, es el momento de tomar una decisión que te lleve a algo nuevo. Cuando te resistes a hacerlo, es porque tienes miedo de los resultados. Debe haber una situación en tu vida ahora mismo en la que tienes que tomar una decisión. Tu cuerpo te dice: «No tengas miedo. Sea cual sea la decisión que tomes, viene de ti. Debes saber que eres capaz de actuar y asumir las consecuencias. Dudar de ti no te hace ningún favor. Todo es una experiencia de aprendizaje. Adelante, muerde la vida».

Si el dolor está en las **encías**, has tomado una decisión pero tienes miedo de reforzarla pasando a la acción. Tu cuerpo te está diciendo: «No tengas miedo. Has tomado una decisión, ahora actúa en consecuencia. Tienes todo dentro de ti para manifestar lo que has decidido».

Si sientes que te falta apoyo en tu vida y eso te molesta o te perturba, tu cuerpo te lo dirá con el dolor de **espalda**. La columna vertebral es el sistema de apoyo del cuerpo. Probablemente seas el tipo de persona que quiere cargar con la responsabilidad de todo el mundo sobre sus espaldas y te sientes responsable de la felicidad e infelicidad de los demás. Pero esta responsabilidad es tan pesada que necesitas un apoyo adicional para llevarla.

Sufres por no recibir la ayuda que deseas. Cuando una persona se queja de falta de apoyo, suele ser «insostenible» porque es demasiado controladora. Quieren que los demás les apoyen, pero cuando lo hacen, nunca es de su agrado. Como resultado, las personas cercanas a ella se desaniman y no están dispuestas a ofrecer ayuda y apoyo.

Su superconciencia expresa el siguiente mensaje: «No eres responsable de la felicidad o infelicidad de los demás. Si quieres apoyar a alguien, hazlo de buena gana, por amor, sin expectativas, no porque te sientas obligado. Asume las consecuencias de querer gestionar todo a tu gusto, haciéndolo tú mismo, por ejemplo. Tú eres el único que puede apoyar tu decisión».

El dolor en la parte superior de la espalda está relacionado con la parte emocional de tu vida, mientras que la parte inferior está relacionada con el apoyo material y monetario.

Un **exceso de fiebre** suele ser un signo de una ira interior que está a punto de explotar y que lo hace provocando brotes febriles. Demasiados deseos reprimidos explotan a la vez. Cuando tu ira está relacionada con otra persona, a menudo se debe a que has sacado conclusiones precipitadas en lugar de comprobar cuál era su verdadera intención. Tu cuerpo te está diciendo: «Comparte lo que estás experimentando, di lo que tienes que decir y sé claro en lo que dices a medida que se presentan las situaciones. No es bueno que te guardes todo dentro, y tu ira no ayuda. Te estás castigando a ti mismo».

Cuando se producen problemas en **los brazos**, no eres consciente de tu utilidad y valor. A menudo imaginas que no te aprecian y que eres menos valioso que los demás. Tu cuerpo tiene un mensaje para ti: «Mira qué útil eres, dónde estás. Se te necesita de verdad. Te valoran mucho más de lo que crees». El brazo dolorido también puede ser una señal de que hay una buena situación en tu vida en este momento que no te atreves a aprovechar. También puede ser que ya no estés satisfecho con la forma en que utilizas tus brazos y manos. Preferirías estar haciendo otra cosa. Esto sucede a menudo en el trabajo. ¿Estás haciendo realmente el trabajo que quieres hacer? Cuidado con el momento en que surge el dolor. Intentan decirte: «Adelante, actúa según tus deseos más profundos. Toma conciencia de que no eres tú quien decide en este momento, son tus miedos».

Necesitas tus **piernas** para llegar a donde quieres ir, para avanzar. Un problema o un dolor en la pierna se traduce en un miedo a avanzar, tienes miedo al futuro. Tu superconciencia siempre está ahí para decirte que «no tienes que preocuparte en este momento de tu vida. Adelante, el futuro nos depara agradables sorpresas. Puedes hacer que cualquier cosa suceda cuando lo necesites». Si estás pensando en cambiar de trabajo y temes por tu seguridad económica, tu pierna dolorida es una señal de que ha llegado el momento de tomar la decisión, de que no hay razón para tener miedo.

Muchas personas atribuyen el dolor de **garganta** a un resfriado o a una corriente de aire. La garganta tiene varias funciones. Dos de ellas son tragar y hablar. Si te duele la garganta al tragar, pregúntate si tienes problemas para tragar las palabras o el comportamiento de alguien o para aceptar algo en este momento. ¿Cuál es la parte que no baja? Puede tratarse de una simple emoción que se ha convertido en un drama, y por lo tanto es tan grande que es muy difícil de superar. También puedes tener dificultades para aceptar una situación que tú mismo has creado. Esto hace que te sientas enfadado y agresivo contigo mismo o con otra persona. Cuando no se consigue tragar, puede ser porque se tiene una actitud victimista en un área concreta, una actitud de *no es mi culpa*.

En el caso de la **laringitis**, recibes el mensaje de que es el momento de expresarte con alguien pero el miedo te lo impide. Probablemente estés enfadado por algo que has dicho y que ha hecho daño a alguien. Estabas tan sorprendido o dolido que no sabías cómo responder..., finalmente te lo tragaste todo. También es posible que no seas consciente de que te han herido ciertas palabras. A menudo, la gente prefiere fingir que no les molesta, que no les afecta. Si éste es tu caso, sientes que es menos amenazante de esta manera, pero tu ser interior

–tu alma– lo sabe. Y ahora este comportamiento se ha convertido en un dolor de garganta.

Lo correcto es ir a hablar con esa persona y compartir lo que experimentaste en el momento en que te hirió. Para ello, consulta el capítulo dedicado a las emociones. El dolor de garganta también puede estar causado por el miedo a dar tu opinión a alguien que representa cierta autoridad. Para evitar su reacción, has preferido guardarte tu opinión, tus verdaderos pensamientos, para ti. No te dejes impresionar y no dudes en dar tu opinión. Tu interlocutor quedará encantado por el interés que has mostrado y, sobre todo, por la honestidad de tus palabras. Si por casualidad a la otra persona no le gusta lo que tienes que decir, date el derecho de haberlo dicho y acepta que la otra persona tiene derecho a no estar de acuerdo contigo.

Alguien que **tose** muy a menudo suele ser señal de que está asfixiado por la vida. Está experimentando un gran nerviosismo o se siente oprimido por alguna situación. Por otro lado, una tos temporal u ocasional es más indicativa de aburrimiento o crítica. La tos surge en el mismo momento en que la persona se molesta por algo que dice y se critica a sí misma o a otra persona internamente. El cuerpo intenta decir: «Puedes dejar de criticar o de molestarte. En lugar de ello, intenta aclarar el mensaje que va dirigido a ti o simplemente acepta lo que está ocurriendo en este momento».

Los **intestinos** son el lugar del cuerpo donde se asimilan los alimentos y se transforman en nutrientes. El flujo de ideas sigue el mismo proceso. Cuando una persona sufre de **estreñimiento**, es porque se aferra demasiado a viejas ideas. Se reúsa a dar cabida a nuevas ideas que podrían ayudarle en su vida actual. Este malestar también puede ser un signo de mezquindad o de alguien que se aferra a cosas, posesiones materiales, por ejemplo. Su Dios interior le está diciendo, a través de este bloqueo intestinal, que ya es hora de dejar ir, de desprenderse de las cosas del pasado que ya no son útiles y de practicar el no apego a sus posesiones actuales.

Tener **diarrea** significa todo lo contrario. Uno deja pasar las ideas demasiado rápido, se niega a aceptar las ideas recién llegadas. Se teme lo que se avecina. Quiere que todo ocurra más rápido. Uno quisiera que todo estuviera hecho, experimentado, digerido. La diarrea suele indicar rechazo, es decir, rechazarse a sí mismo o tener miedo de ser rechazado por otra persona. El cuerpo envía el mensaje de que es inútil tener miedo. Tus miedos, que son el resultado de tu imaginación, no son beneficiosos para ti. Sólo son beneficiosos los miedos que nos ayudan a enfrentarnos a un peligro real (*véase* el capítulo sobre los miedos).

Los problemas **renales** afectan a personas críticas y a menudo decepcionadas o frustradas. Creen que nada les sale bien y a menudo se compadecen de sí mismas. La expresión «tener los riñones fuertes» indica una persona segura de sí misma y capaz de superar un reto. Un riñón enfermo indica que la persona que lo padece no se siente a la altura e incluso se siente impotente ya sea en lo que hace o con otra persona. A menudo siente que hay injusticia en situaciones que parecen difíciles.

También puede tratarse de una persona que se deja influenciar demasiado por las creencias de los demás y que, al tratar de ayudarles con demasiado empeño, acaba por carecer de discernimiento para sí misma. En resumen, no saben distinguir lo que es bueno para ellos y lo que no. Hay que ver las cosas y las personas tal y como son, sin crear un ideal imaginario. Al reducir sus expectativas, su sentido de la injusticia tenderá a disminuir.

El dolor en los **senos** está relacionado con la inseguridad sobre la crianza o la protección de las personas a las que se cuida. Nos preocupamos demasiado por los que amamos, en detrimento de nuestras propias necesidades. A menudo se trata de una persona demasiado autoritaria y controladora en su labor maternal, ya sea un hombre o una mujer. Si éste es tu caso, tu sentido del deber es demasiado grande, te estás exigiendo demasiado. Debes aprender a dejar ir a los que amas. El hecho de que se independicen no significa que te los arranquen del pecho. Tu amor por los demás puede permanecer intacto e igual de grande sin que te sientas obligado a ejercer continuamente la labor maternal.

Un malestar en los **ojos** indica que te molesta lo que ves a tu alrededor. Sólo ves las apariencias de la situación y no el significado más profundo. Si estas molestias te preocupan a ti y a tu espacio, hazte valer y toma las medidas necesarias para encontrar soluciones.

Lo mismo ocurre con los **oídos**. Te dejas perturbar por lo que oyes. Y también sucede igual con la **nariz**, que es una señal de que te molesta algo o alguien que no puedes **oler**, lo cual es muy incómodo para ti. Tu cuerpo te muestra que estás sufriendo porque no estás en el amor, en la aceptación de ti mismo o de los demás.

Un **accidente** significa que te sientes culpable. Supongamos que estás trabajando en una tarea manual. De repente piensas: «Oh no, me he olvidado de llamar a mi amigo. Se lo prometí, era importante. ¡Qué estúpido soy!». Tan pronto como lo piensas, ocurre el accidente. Te lesionas el dedo o la mano que normalmente utilizas para llamar por teléfono. Siempre es la parte del cuerpo relacionada con la culpa la que se ve afectada. El ser humano tiene ese reflejo de creer que debe aliviar su culpa mediante el castigo. El accidente es entonces una advertencia de que es inútil sentirse culpable. Sirve sobre todo para llamar tu atención sobre el hecho de que te sientes culpable por varias cosas, cuando ni siquiera eres culpable. Sabes muy bien que no has olvidado esta llamada a propósito. Nunca tuviste la intención de herir a ese amigo.

Lo que acabas de leer es una pequeña visión de la metafísica, que significa ir a las profundidades de tu ser, por tanto, más allá de lo físico. En cuanto hay un malestar o una enfermedad, tienes que poner todas las posibilidades de tu parte tratando no sólo el problema físico, sino también encontrando la causa metafísica.

En mi libro Tu cuerpo dice: «Ámate», puedes leer, entre otras cosas, una descripción completa de la gran mayoría de las dolencias y enfermedades conocidas. También he incluido el *método de descodificación Escucha tu cuerpo*, que puede ayudarte a encontrar la raíz de cualquier malestar de forma más precisa y personal gracias a numerosas preguntas.

Te recuerdo la importancia de aceptarte en lo que descubres de ti mismo, de no culparte por haber mantenido creencias y miedos que te han perjudicado, no sólo psicológicamente, sino también en tu cuerpo físico. Esta aceptación es muy importante, ya que es el detonante para que comience la curación. Alégrate de tus descubrimientos y del hecho de que a partir de ahora puedes remediar lo que está mal yendo más hacia tus necesidades. Cuanto más consciente seas, más oportunidades tendrás de aprender a aceptarte a ti mismo.

Estás creando constantemente todo lo que ocurre en tu cuerpo. Tienes al mismo tiempo el poder para crear lo que quieres como lo que no quieres. **Sólo la aceptación de tus miedos te llevará a lo que quieres.** No basta con conocer la causa psicológica del problema de salud para sanarlo, sólo el amor –la aceptación– puede hacerlo.

Si resulta que no puedes establecer una conexión entre tu malestar físico y tu forma de pensar, te recomiendo no forzarlo. Lo importante es que tengas una mentalidad abierta y estés dispuesto a seguir adelante. Date tiempo para escuchar a tu corazón y no a tu ego. Recuerda que el ego no quiere que encuentres la causa de un problema porque está seguro de que tiene razón, aunque teme perder su influencia sobre ti. Es el ego el que te hace resistir. Mientras tanto, agradece a tu cuerpo su disposición a ayudarte a descubrir una creencia que te hace daño y asegúrate de que seguirás abierto a escuchar su mensaje en cuanto puedas.

EJERCICIOS PARA ASIMILAR ESTE CAPÍTULO

1) Tómate tiempo para hacer una lista de todas tus molestias.

2) Comprueba si eres capaz de entender y aceptar el mensaje de al menos una de estas molestias.

3) Luego agradece a tu Dios interior los mensajes que te está enviando a través de tu cuerpo, reconociendo que realmente quiere ayudarte.

4) Repite la siguiente afirmación tantas veces como puedas:

CONFÍO CADA VEZ MÁS EN MI CUERPO, EN MI GRAN GUÍA. LE BRINDO AMOR Y YA NO TENDRÁ QUE ENFERMARSE PARA AYUDARME A ENCONTRAR LA PAZ, LA SALUD, EL AMOR Y LA ARMONÍA.

Capítulo 20

LAS NECESIDADES DEL CUERPO FÍSICO

Las necesidades básicas del cuerpo físico concluyen la parte «física» de este libro. Puede que ahora conozcas mejor y seas más consciente de las necesidades naturales de tu cuerpo físico, pero permíteme que te las recuerde, ya que no escuchar sus necesidades va en contra de las leyes naturales de la física, provocando a menudo que el cuerpo se rebele a través de la incomodidad, la enfermedad o el accidente.

Por orden de importancia, la primera necesidad es *respirar*.

Si dejas de respirar durante unos momentos, unos minutos, ya sabes lo que pasará. Te desmayarás y morirás. El cuerpo físico necesita aire, de eso no hay duda. El aire contiene muchos nutrientes que el cuerpo necesita. Al respirar correctamente, obtendrás vida de ese aire. Esta vida se llama PRANA. Está diseñada para todos los seres vivos de este planeta, incluido tu cuerpo físico. Respirar bien puede ahorrarte una comida al día porque el aire es muy nutritivo. Se trata de ser consciente de ello mientras se respira.

Respirar bien consiste realmente en inspirar profundamente y sentir cómo se expanden las costillas. A continuación, mantén la misma cantidad de tiempo que inhalaste y exhala la misma cantidad de tiempo después. Por ejemplo, si inhalas durante tres segundos, mantienes tres segundos y exhalas durante tres segundos. Esto es la respiración intercostal.

Al principio tendrás que estar alerta para aprender a respirar de esta manera, porque respirar correctamente nunca ha formado parte de nuestra educación. Poco a poco, respirar bien se convertirá en algo natural para ti. También es importante respirar un aire lo más limpio posible. Si tu trabajo te obliga a estar todo el día en un lugar con aire acondicionado o en medio de la ciudad donde el aire es viciado, un acto de amor para ti sería destinar al menos una hora de tu tiempo a pasear o descansar en un parque o en un entorno donde el aire sea lo más tonificante posible. Se considera que el aire de la montaña es el más energizante.

La forma de respirar puede ser diferente en función de tus necesidades. Por ejemplo, cuando quieras relajarte, debes exhalar el doble de tiempo que inhalas. Cuando quieras mantenerte despierto, deberás hacer lo contrario exhalando rápidamente y, por tanto, durante la mitad de tiempo que la inhalación.

En los momentos en los que eres consciente de respirar bien, sería beneficioso afirmar este pensamiento: *estoy atrayendo la energía de la vida hacia mí.* Cada respiración profunda te traerá cambios en tu estado de ánimo. Compruébalo por ti mismo y verás los beneficios.

Pero no basta con respirar el aire para satisfacer las necesidades físicas, también hay que respirar la vida. Si te sientes asfixiado por los acontecimientos, por las limitaciones, si tienes problemas con los pulmones y la respiración, no estás aspirando la vida, que es una gran e indispensable necesidad física.

Como se mencionó en los dos capítulos sobre las necesidades emocionales y mentales, cuando una necesidad de uno de los tres cuerpos no está suficientemente satisfecha, los otros dos cuerpos se ven automáticamente perturbados. La insuficiencia de aire limpio o de respiración profunda afecta directamente a la creatividad y la belleza en el plano emocional y a la individualidad y la verdad en el plano mental, además de todos los problemas físicos relacionados. Por supuesto, puedes consultar estos capítulos cuando lo necesites.

La segunda necesidad: *la ingestión.*

La ingestión significa que el agua y los alimentos entran en el cuerpo. La falta de agua provoca la muerte, al igual que la falta de alimentos. No tengo que convencerte de que el agua es una gran necesidad física. Entonces, ¿qué tipo de agua le estás dando a tu cuerpo? Por desgracia, la calidad del agua del grifo en la mayoría de las ciudades es muy baja.

La cantidad de agua para tu cuerpo es tan importante como la calidad que debe contener. El cuerpo humano necesita al menos dos litros de agua al día. Esto no incluye el líquido de las sopas y bebidas. Sé consciente de la diferencia entre agua y líquido. Estos dos litros deben proceder de agua pura, es decir, H_2O, que es el elemento necesario para irrigar todas las células del cuerpo. En realidad, el agua pura es hidrógeno y oxígeno en forma líquida. Por lo tanto, no es un alimento que demos a nuestro cuerpo y no tiene que pasar por el sistema digestivo.

Hay una gran variedad de agua embotellada en el mercado, pero hay que comprobar la calidad. Los japoneses han investigado y descubierto mucho al respecto. Puedes investigar por tu cuenta y decidir qué agua es la mejor para ti.

Cuando se trata de comer, la calidad y la cantidad de lo que se come también es muy importante. Desarrolla más amor por ti mismo y tómate el tiempo de elegir la calidad de todos los productos que compras y que serán absorbidos por tu cuerpo. Somos afortunados en esta época de tener acceso a tantas opciones, desde verduras, frutas y carnes hasta diferentes fuentes de proteínas, etc.

Tomemos el ejemplo de los productos animales. ¿Sabes si estás comiendo carne de un animal feliz o no? ¿Procede de un animal que ha sido bien tratado o de uno que se ha criado en uno de esos enormes campos de concentración de animales? El animal, desde el pollo en adelante, que no ha sido criado de forma natural, que ha sido maltratado y desnutrido, ha vivido con miedo toda su vida. Los animales que comemos son de sangre caliente, lo que significa que experimentan emociones. Todos los miedos que experimentan crean mucha adrenalina en sus cuerpos y se convierten en toxinas. Al comer su carne, los humanos ingieren estas toxinas. Se sabe que los grandes consumidores de carne se vuelven agresivos más rápidamente. Por lo tanto, es respetuoso e inteligente para nuestro bienestar y el de los animales tomar decisiones informadas si decidimos comer carne. Afortunadamente, cada vez es más fácil encontrar carne procedente de explotaciones respetuosas o incluso ecológicas.

Antes de ingerir cualquier alimento o bebida, te sugiero que te tomes unos momentos para escuchar realmente las necesidades de tu cuerpo.

No estoy diciendo que tengas que cambiar tu dieta por completo, por ejemplo, hacerte vegetariano o dejar de beber agua del grifo. Mi intención a este respecto no es crear miedos, sino ayudarte a ser más consciente de tus elecciones. Hazlo gradualmente. Experimenta tú mismo, es la mejor manera de ver si te sientes mejor y si satisface tus necesidades.

A medida que vayas purificando tu interior, a medida que aprendas a amarte más a ti mismo, descubrirás que tus gustos irán cambiando. Poco a poco empezarás a beber agua natural y a comer alimentos más beneficiosos para ti. Escucha tu cuerpo. Tómate el tiempo que necesites y no temas cuestionarte si la respuesta que recibes te parece vaga. Cuando las ganas de comer un determinado alimento aparezcan de repente, pregúntate si el impulso es una necesidad real o si se trata más bien de una influencia externa. Si, después de reflexionar, las ganas de comer esa comida siguen ahí, ¡hazle caso!

Las diferentes ideas que tragamos también pueden afectar a nuestro organismo, al igual que la variedad de alimentos y agua que ingerimos. Si te cuesta aceptar nuevas ideas que pueden ser beneficiosas para ti, de ti mismo o de otra persona, puedes crearte problemas orales.

He aquí un ejemplo de una situación que me ocurrió. Estoy en una reunión con el equipo directivo y tenemos que tomar algunas decisiones. Una de ellas es sobre el futuro de *Escucha tu cuerpo*. A alguien se le ocurre una nueva idea e inmediatamente pienso: «¡Vaya idea! ¡No tiene sentido! De todos modos, no importa, ¡yo soy la que decide al final!». No quería aceptar esta idea de ninguna manera. Inmediatamente empecé a sentir una pequeña úlcera en la boca. Mi reacción fue instantánea: «Oh, me duele la boca de repente». Unos minutos después, la úlcera había crecido. Me di cuenta entonces de que la idea que me negaba a aceptar podía ser beneficiosa para mí y que merecía un tiempo de reflexión antes de rechazarla.

Cuando escuchas continuamente, te das cuenta de todas las señales. Es extraordinario. Este gran amigo que llevo dentro me advirtió que no dejara pasar esa idea. Así que la examiné a fondo con más apertura y me di cuenta de que contenía varias posibilidades. Después de media hora, la úlcera había desaparecido.

Tu cuerpo siempre te está hablando. Si puedes estar atento a las primeras señales, te sorprenderá gratamente comprobar que tu cuerpo vuelve a su estado natural mucho más rápido porque te pondrás en marcha más deprisa.

La falta de una ingesta que favorezca las necesidades de tu cuerpo afecta directamente a tu necesidad de afecto y respeto, así como a lo que recibes del exterior y a los problemas físicos asociados a ello.

La tercera necesidad: *la digestión y la asimilación.*

La masticación favorece la digestión. Se recomienda masticar los alimentos hasta que pierdan su sabor y se vuelvan líquidos para reducir el esfuerzo del estómago y facilitar su digestión. Debes saber que este proceso es particularmente apreciado por tu cuerpo. De hecho, la saliva contiene enzimas que el cuerpo necesita para ayudar a digerir los alimentos (especialmente los carbohidratos).

Siempre que se tragan alimentos que requieren poca o ninguna masticación, como la pasta o cualquier alimento blando, se dificulta su digestión. Es importante masticar y mezclar con la saliva el mayor tiempo posible antes de tragar.

El cuerpo necesita tiempo entre la ingesta de alimentos para asimilarlos correctamente. Cuanto más pesada sea la comida que comas, como mucha proteína animal o alimentos grasos, más horas necesitará tu cuerpo para digerirla.

La asimilación la realiza el intestino delgado, que clasifica todo lo que el cuerpo necesita. A continuación, es capaz de hacer llegar estos nutrientes a través del torrente sanguíneo a todas las partes del cuerpo: órganos, cabello, piel, etc., mientras transfiere lo que no es necesario al intestino grueso.

Si se ingieren nuevos alimentos antes de que el cuerpo haya tenido tiempo de asimilarlos correctamente, se afectará la absorción de elementos esenciales que se necesitan. Por eso es tan importante comer despacio, sobre todo cuando se tiene mucha hambre, y parar en cuanto el cuerpo se haya saciado.

Se digieren y asimilan las nuevas ideas del mismo modo que se hace con la comida. Al principio, es posible que hayas acogido una idea tuya o de otra persona tragándola. Pero después decides oponerte a ella criticándola porque te despierta un miedo. Al negarte por algún miedo a digerir lo nuevo, te arriesgas a provocarte una indigestión. Tu cuerpo te dice que este rechazo a una idea no es beneficioso para ti porque no satisface tus necesidades. Esto provoca problemas en el sistema digestivo, es decir, en el estómago, el hígado y el páncreas.

El hígado es el foco de la ira reprimida. Enfadarse sin reconocer y aceptar la responsabilidad propia es ir en contra de la gran ley del amor. **Hay que darse cuenta y aceptar que las personas son tan perfectas como saben serlo en todo momento. Cada una de sus palabras y cada una de sus acciones expresan cómo se aman a sí mismos y a los demás.**

Si no se quieren a sí mismos y tienen muchos miedos, esto se notará sin duda en sus palabras. Al reconocer la intención y los límites en ti mismo, así como en los demás, no experimentarás tanta ira. Tus problemas de digestión tenderán entonces a desaparecer gradualmente, mientras que tu digestión de nuevas ideas mejorará notablemente.

La falta de digestión y asimilación afecta directamente a tu grado de pertenencia y orientación en tu vida, así como a los problemas del sistema digestivo que puedan estar asociados a ella.

La cuarta necesidad es la *eliminación.*

Una buena masticación, una buena digestión y una buena cantidad de agua son esenciales para una buena eliminación. La fibra también desempeña un papel importante. Es una parte de los alimentos que el cuerpo no digiere. En este sentido, forman pequeños pelos que ayudan a limpiar los intestinos. Para eliminar correctamente, debemos estar especialmente atentos a las señales de nuestro cuerpo. Cuántas personas tratan de controlar sus intestinos. Piden a su cuerpo que espere hasta estar en un lugar donde se sientan cómodos, o siempre tienen demasiada prisa... y finalmente se olvidan o lo posponen.

Si te reconoces, no te sorprendas si sufres de estreñimiento. El cuerpo, en su estado natural, quiere eliminar cada vez que se le da comida. Es como si recibiera el mensaje de hacer espacio para lo que viene, de ahí la importancia de comer cuando se tiene hambre y parar cuando el cuerpo está lleno.

Como en todos los casos, lo que ocurre en el cuerpo físico es un reflejo de lo que ocurre más allá de lo físico. Por lo tanto, la persona que tiene dificultades para eliminar adecuadamente está recibiendo el mensaje de que tiene la misma dificultad para eliminar lo que ha acumulado y ya no necesita.

También tiene la misma dificultad para soltar ideas y creencias que ya no necesita.

La rapidez de la evolución actual, gracias a la Era de Acuario, causa muchos problemas a la persona que se aferra demasiado a las viejas ideas, a las viejas cosas. Estamos en una época de transformación y de grandes cambios que nos obligan a ordenar lo que queremos conservar, pensar y creer mientras lo nuevo se manifiesta.

La falta de eliminación armoniosa es también un indicador de que a nivel emocional y mental te cuesta soltar y abrirte a lo nuevo, atreverte a desear lo que necesitas ahora. Esto también afecta a tu cuerpo físico, como se describió en las necesidades anteriores.

Todo este malestar es un mensaje de ROUMA, que te dice: «No tienes que preocuparte por perder nada. Lo que tienes ahora no es necesariamente lo que necesitarás toda tu vida. Déjate llevar, ábrete a lo nuevo. Atrévete a dar sin expectativas y recibirás a cambio».

La quinta necesidad: *exploración y regeneración.*

Explorar es una necesidad humana básica.

En este contexto, la palabra explorar significa «moverse». Aquellos que no se mueven, que no crean, que no utilizan sus sentidos para avanzar, se enferman y se debilitan. Si alguna vez has estado en la cama durante unas semanas, seguro que estarás de acuerdo con esto. Todos tenemos que ser activos y utilizar la gran energía que tenemos. Por lo tanto, es muy recomendable realizar una actividad física regular a diario.

El ejercicio físico ideal es caminar. Aquí están todas las ventajas que nos da:

- Es la forma más sencilla y suave de hacer ejercicio y es completamente gratuita.
- Da mucho equilibrio a todo el cuerpo.
- Caminar no es sólo un ejercicio físico, sino también una actividad relajante.
- Trabaja los músculos de las piernas, el abdomen y el pecho.
- Oxigena y entrena el corazón.
- Las vibraciones provocadas por cada paso masajean el hígado, el páncreas, el bazo y los intestinos, favoreciendo así la digestión.
- Acelera el metabolismo y activa la circulación.
- Es esencial para el buen funcionamiento de las articulaciones.
- Es fácil de hacer y se puede detener al menor signo de fatiga.

- Lucha eficazmente contra el abotargamiento del cuerpo y del espíritu.
- Mejora las defensas naturales del organismo y retrasa su envejecimiento.
- Ayuda a mantenerse en forma y minimiza el riesgo de infarto y arteriosclerosis.
- Sus movimientos automáticos y equilibrados permiten liberar la mente.

Sea cual sea la actividad física que elijas, debes realizarla al menos tres o cuatro veces a la semana o según te lo pida tu cuerpo.

También es necesario dejar que tu cuerpo se regenere permitiéndole descansar cuando esté cansado. Sin embargo, como se menciona en el capítulo 10, hay que entender la diferencia entre «estar cansado» y «tener sueño». Si eres demasiado perfeccionista, puede que te sientas inclinado a esperar hasta que hayas completado todas tus tareas antes de descansar. No es una buena idea porque en la mente de un perfeccionista, la lista nunca se completa. ¿Cuándo vas a poder descansar?

Al mismo tiempo, tu sueño debe ser reparador para poder regenerarte. Para conseguirlo, es conveniente irse a la cama con pensamientos alegres y constructivos porque la mente subconsciente sigue repitiendo los últimos pensamientos y sentimientos que tuviste antes de irte a dormir. Por lo tanto, si te preocupas mientras duermes, seguirás sintiéndote cansado y, por consiguiente, no tendrás tanta energía cuando te despiertes.

Las consecuencias de no explorar y no regenerar tu cuerpo físico afectan directamente a tus necesidades emocionales y mentales. Estas necesidades son la confianza en uno mismo, la capacidad de tener objetivos, sentirse seguro y tener un sentido de propósito, y los problemas físicos que conllevan.

Si tus acciones, pensamientos y palabras te impiden avanzar en tu vida, surgirán problemas en la parte inferior del cuerpo, desde la parte baja de la espalda hasta los dedos de los pies, y en los brazos y las manos. Las molestias de las caderas significan que hay algo que no funciona en tu exploración. Tu cuerpo te está diciendo que tienes miedo de seguir adelante con decisiones importantes. Eres consciente de lo que hay que hacer, pero un miedo interior te impide pasar a la acción. Sin embargo, no tienes nada que temer, porque tu Dios interior, con todo su poder, está siempre presente para ayudarte a tomar la decisión correcta para ti.

Si te duelen las piernas de forma persistente, tienes miedo del futuro. Probablemente te enfrentes a un cambio que podría alterar el curso de tu futuro, por ejemplo en el ámbito profesional. Esta nueva perspectiva que se te presenta es probablemente el origen de tu dolor. En este sentido, es posible que estés dudando en avanzar.

Las piernas y los pies tienen el mismo significado, y los dedos del pie se refieren a los pequeños detalles del futuro. Debes darte cuenta de que las preocupaciones que tienes no te benefician. El dolor de brazos indica que no estás abrazando tus experiencias presentes con alegría y amor. ¿Qué quieres hacer realmente? ¿Qué te gustaría hacer realmente? Es el momento de satisfacer tus necesidades. Por ejemplo, el dolor de codo te indica que no eres lo suficientemente flexible para aceptar una nueva experiencia. También te dice que ya no debes tener miedo a quedarte estancado, que todo se irá solucionando poco a poco.

Cualquier malestar es una señal de que lo que crees y cómo actúas va en contra de tu amor a ti mismo, de tus necesidades. **El mensaje más importante es que para avanzar hacia el amor a ti mismo, tienes que empezar por aceptar el hecho de que POR EL MOMENTO te estás aferrando a miedos y creencias que te alejan de tus necesidades.** Si te concedes el derecho a ser humano, te será más fácil emprender acciones diferentes y más acordes con tus necesidades.

¿Te das cuenta de lo extraordinario y maravilloso que es tu cuerpo? No hay nada bueno o malo, así que no tienes que preocuparte por ello. Hagas lo que hagas, digas, pienses o sientas, tu superconciencia te indicará inmediatamente si no es beneficioso para ti. Tu única responsabilidad es mantenerte alerta y tomar las medidas que se ajusten a tus necesidades. Presta atención a tus dolencias, enfermedades, falta de energía, pensamientos, emociones e ingesta de alimentos. En cuanto sientas una señal, algo está pasando. Tu cuerpo te está diciendo que estás en el camino equivocado. Tu poder interior, que sólo quiere que seas feliz, te lleva entonces al camino correcto, ¡el camino del amor! Sabe que allí serás más feliz y estarás más en paz.

Estoy seguro de que esta teoría sobre las necesidades físicas es un concepto que ya conoces, al menos en parte. Puede que incluso hayas pensado al leer este capítulo: «Todo el mundo sabe lo que necesita el cuerpo». Estoy de acuerdo, pero siendo consciente de este hecho, ¿qué se hace con él? ¿De qué sirve tener tantos conocimientos si no se aplican?

Muchas personas tienen muchos títulos, años de talleres de desarrollo personal y una serie de teorías, pero no cambian nada en sus vidas. ¿La razón? No ponen nada en práctica. Utilizan sus conocimientos para intentar impresionar o cambiar a los demás y para alimentar su ego. **Saberlo todo no cambia nada en la vida. Es a través de la práctica como uno puede transformar este conocimiento en conocimiento real**.

Ahora sólo tienes que estar más alerta y ser más consciente para poder actuar.

EJERCICIOS PARA ASIMILAR ESTE CAPÍTULO

1) Antes de pasar al siguiente capítulo, haz una lista de las cinco necesidades básicas del cuerpo físico.

2) Junto a cada una de ellas, indica las señales de tu cuerpo que has podido detectar y que son indicativas de la falta de una o varias de estas necesidades.

3) A continuación, toma al menos una decisión para cada una de las necesidades que son deficientes.

4) Mantente atento a lo que ocurre durante al menos tres días, poniendo en práctica las decisiones que tomes.

5) Repite la siguiente afirmación tantas veces como puedas:

DECIDO AHORA MISMO RESPETAR LAS NECESIDADES DE MI CUERPO FÍSICO Y RECUPERO MI SALUD FÍSICA Y MI ENERGÍA NATURAL.

Quinta parte

LA ESPIRITUALIDAD

❃ ❃ ❃

Capítulo 21

LA ESPIRITUALIDAD / LA MEDITACIÓN

¿Qué significa exactamente ser *espiritual*? Ésta es mi definición: ser espiritual es observar y aceptar que todo lo que vive es una expresión de DIOS y que lo que vemos en los demás es SIEMPRE una parte de nosotros mismos. Esta forma de ver no es ni buena ni mala. Es simplemente inherente al ser que desarrolla su conciencia. Es una forma extraordinaria de conocerse mejor y de identificar todo lo que uno acepta o no ver en sí mismo. Un ser espiritual se acepta a sí mismo tal y como es en su forma de ser. Por ello, acepta a las personas que le rodean y los acontecimientos tal y como se producen, aunque a veces no esté de acuerdo. Vive en un mundo de amor incondicional y reconoce que todo lo que vive es una expresión divina.

Todo lo que he escrito desde el principio de este libro tiene como objetivo enseñarte a ver, oír y sentir lo que es divino en todo. En realidad, DIOS es una energía creativa que se experimenta a través de todo lo que vive en este planeta y en miles de millones de otros planetas en el cosmos. Imagina lo maravilloso que sería vivir en nuestro mundo si todos los seres de la Tierra vieran que todo lo que vive es una expresión divina.

La más mínima crítica o juicio sobre otra persona implica: «Yo soy DIOS y el otro no». Más bien, la verdadera espiritualidad se expresa como un todo: «Yo soy DIOS como todos los humanos. Todos somos expresiones de DIOS». En realidad, estamos experimentando constantemente hasta que un día elijamos utilizar nuestra energía divina para manifestar lo que queremos, en lugar de lo que no queremos.

Este principio puede compararse con la Novena Sinfonía de Beethoven. Esta obra musical es una perfecta expresión de los pensamientos del músico. Pero si un joven pianista o un novato musical comete algunos errores al tocar esta pieza, ¿afectará esto a la perfección de la sinfonía? No. El joven aficionado está tocando lo mejor que sabe y es tan perfecto como puede serlo en el momento de la actuación. Mejorará con la práctica y con el tiempo será capaz de expresar la sinfonía con una perfección diferente. Esto es exactamente lo que nos pasa a todos. Aprendemos a expresar nuestro Dios interior, que es la perfección del momento, a nuestra manera, a nuestra velocidad y ritmo.

También podemos comparar la presencia de cada persona en la Tierra con un puzle. Imaginemos por un momento que desde el momento de nuestra concepción, todos tenemos un rompecabezas idéntico que resolver. Pero como cada persona es diferente, cada uno lo hace a su manera, ya sea haciéndolo más rápido, o más lento, o empezando por un lado concreto, o haciendo primero el contorno, o concentrándose en los colores del centro. Así es como lo hacemos: todos nos ocupamos de construir un puzle similar, pero cada uno lo completa según su propia interpretación y preferencia.

A medida que aprendas a ver lo divino en ti mismo y en todo lo que vive a tu alrededor, seres humanos, animales y naturaleza, tu vida cambiará significativamente. Sentirás que estás constantemente rodeado de luz.

Nadie tiene derecho a juzgar o criticar a nadie, ya que todos estamos aquí para aprender cosas diferentes de maneras diferentes. Cuando no entiendes o no estás de acuerdo con la forma de ser o de actuar de otra persona, es que no estás en la misma parte del puzle que ella. ¿Quién sabe? Esa persona puede estar más avanzada en su viaje que tú.

El enfoque del espejo nos dice que cuando miramos a otra persona, vemos nuestro propio reflejo, y por tanto todo lo que es nuestro. En otras palabras, podemos ver las cualidades o defectos que son nuestros, y luego comprobar si los aceptamos o no. Todo lo que ves allí te representa como un reflejo en un espejo. Cuando el comportamiento de alguien te molesta, necesariamente hay una parte de ti que es idéntica a la suya y que no aceptas de ti mismo. Sin embargo, lo que aceptes de los demás no debe molestarte, aunque no estés de acuerdo con ello.

Cuando te encuentras reaccionando a la forma de ser, hablar o actuar de otra persona, experimentas muchas emociones. La actitud de la persona te molesta porque refleja lo que tú no te permites hacer o ser, lo que te lleva a juzgarla o acusarla. **Te niegas a aceptar ser lo que juzgas que es el otro.** Le prohíbes a esa parte de ti mismo que se desprenda de eso, porque has decidido en algún momento de tu vida que esa forma de ser es completamente inaceptable. O cuando estás así, te culpas, te criticas y te sientes culpable. Como resultado, te impides ser realmente tú mismo.

Así que en lugar de juzgar una forma de ser correcta o incorrecta, acepta el hecho de que una parte de ti es así, y pregúntate qué te cuesta en este momento seguir actuando así. Recuerda que es tu ego el que te avisa de que está mal ser así. Puede que te sientas aliviado al descubrir que el precio que tienes que pagar es mucho menor de lo que imaginabas, y poco a poco aprenderás a convertirte en tu propio maestro en lugar de dejar que tu ego te gobierne.

Como en un espejo, cuando veas la belleza en otra persona o admires a alguien, toma conciencia y acepta que esa belleza también puede pertenecerte a ti: lo único que tienes que hacer es decidirte a expresarla en lugar de dejar que el miedo te impida reconocer esa cualidad en ti.

La gente está tan preocupada por los asuntos de los demás, por el «qué dirán» y por la evolución de los demás que se olvida de hacer su propia limpieza interior. **Todos estamos aquí para nuestra evolución personal, es decir, para aprender a amar y querer ser felices. Si cada persona consigue vivir esta gran felicidad, toda la Tierra estará muy agradecida y se transformará para bien.** Es mucho más sabio y sencillo cuidar de nosotros mismos en lugar de intentar constantemente dirigir la vida de los demás.

No estoy diciendo que nunca se haga nada por los demás. Ni mucho menos. Cuando alguien te pida ayuda, hazlo lo mejor que sepas y puedas. Eso es lo que llamamos caridad humana. Estamos todos aquí para crecer juntos. Sin embargo, asegúrate de que sea la otra persona quien dé el primer paso. Cuando la intención de ayudar viene de ti y realmente quieres hacer algo por esa persona, primero pide permiso.

Por ejemplo, puedes decir: «Tengo algo importante que decirte que creo sinceramente que puede ayudarte en este momento. ¿Me permitirías contarte, darte mi opinión o compartir lo que he aprendido?». En función de su respuesta, sabrás en ese momento si ayudarla es beneficioso o no para ti y para la persona. De lo contrario, si insistes en ayudar a alguien que no te lo ha pedido y no tiene intención de cambiar su comportamiento, estarás desperdiciando tu energía y tu gesto no será apreciado.

Debes saber que nunca estás obligado a cumplir con la petición de nadie si está más allá de tus límites en ese momento. Y esto es cierto para todos. De este modo, aprenderás a no tener expectativas en los demás cuando les pidas ayuda. Cuando nos ocupamos de las necesidades de los demás antes que de las nuestras, nos metemos en problemas y experimentamos muchas emociones y frustraciones porque esperamos que los demás hagan lo mismo con nosotros.

Cuanto más espirituales nos volvemos, más fácil es **vivir el momento presente**. Sin embargo, esto parece muy difícil de conseguir para la mayoría de nosotros. Todo evoluciona, todo está cambiando tan rápido ahora que a menudo escuchamos a la gente decir: «¡Era tan maravilloso cuando era más joven, todo parecía mucho más simple, más fácil!». Si nos quedamos anclados en el pasado, no podemos vivir el momento presente en armonía.

Una persona que se arrepiente de su pasado, o que cree que ha cometido demasiados errores, puede compararse con una persona que sube las escaleras apilando cada escalón sobre sus hombros. Al final, acaba siendo terriblemente pesado. ¿Eres una persona que se aferra al pasado? Fíjate en lo que acumulas en casa. ¿Te resistes a desprenderte de cosas que ya no usas o que quieres conservar como recuerdo? Esto indica que todavía te aferras al pasado, a tus recuerdos.

Ahora que estás limpiando el interior, sería una buena idea limpiar el exterior al mismo tiempo. Limpia los lugares donde vives y en los que se han acumulado muchas cosas del pasado. Todo lo que no hayas utilizado en el último año ya no te sirve. La energía que no se mueve es energía que no se utiliza. Cuanto más enérgicamente te muevas, más energía harás circular en los demás. Cuanto más limpies tu casa y tu interior, más espacio harás para las cosas nuevas y las nuevas ideas. Ésta es la ley del vacío.

Mientras que algunas personas siguen apegadas al pasado, otras sólo piensan en el futuro. Se preocupan por ello o lo esperan con ansia creyendo que será mejor: «Cuando me case, mi vida será mejor... Cuando tenga una casa... Cuando tenga un hijo... Cuando me vaya de vacaciones… Cuando me asciendan en el trabajo… Cuando me jubile…». ¡Pensar así hace bastante difícil vivir el momento! Planear cosas para el futuro puede ser muy beneficioso y constructivo, pero no debes posponer tu felicidad hasta que estos eventos ocurran.

Ser espiritual es anteponer el ser al hacer y al tener, no al revés. La persona que piensa que «si tuviera mucho dinero, montaría un negocio y sería feliz» indica que es necesario *tener y hacer* antes de *ser*. Para progresar según las leyes naturales, esta persona debería pensar más bien: «Quiero ser autónomo tanto en mi carrera como económicamente. Por lo tanto, quiero tener mi propio negocio y tomar las medidas necesarias para conseguirlo».

¿Eres tú una de esas personas que creen que para ser *espiritual* tiene que disgustarte poseer cosas? Muchas veces he escuchado a los participantes compartir esto conmigo en los talleres: «Desde que decidí volverme espiritual, me he vuelto vegetariano, he dejado de beber alcohol, me desprendo del dinero…». Otros incluso me dicen que quieren dejar todo lo relacionado con la sexualidad. Recuerda que ser espiritual consiste sobre todo en ver lo que hay de divino en todo, no en negarse a ciertas cosas.

Es mejor no apegarnos a nuestras posesiones, sean las que sean, sin dejar de apreciarlas por todo lo que nos aportan y por cómo contribuyen a lo que queremos ser.

Por lo tanto, no hay que preocuparse por el futuro ni por el porvenir cuando, de momento, todo va bien. Sabes que nos convertimos en lo que creemos que somos y hacemos que ocurra lo que tememos que ocurra. Así que hoy todo va bien: tienes un techo, comida, estás sano, tienes un trabajo o una actividad que te ayuda a desarrollarte y sentirte útil, en definitiva, ya tienes mucho. ¡Bien por ti! Eso es lo que importa. No tienes que preocuparte por los meses o incluso los años venideros. Por otro lado, esto no impide que quieras tener algo más o que planifiques tu futuro con objetivos a corto, medio y largo plazo. De hecho, todo debe hacerse simplemente con la confianza de que va a suceder.

Tu superconciencia sabe exactamente lo que necesitas. Cuando te suceden cosas desagradables y opuestas a lo que quieres, es importante dejarlas pasar y saber que espiritualmente necesitas esta experiencia para aprender algo importante. Cuanto mayor sea la dificultad, más urgente será para ti. Así es como tu poder interior te muestra que en este momento de tu vida tus palabras, acciones o pensamientos están influenciados por tu ego y son contrarios a las leyes del amor. De este modo, intenta que seas consciente de ello.

Es especialmente importante que dejes de creer que te castigan cuando experimentas o sientes cosas difíciles, o que te recompensan cuando consigues superar ciertos obstáculos. Te recuerdo que DIOS es una energía y que el concepto de bien y mal es humano. La energía que gobierna el universo no puede castigar ni premiar a nadie. En realidad, cuando las cosas van mal en nuestra vida, es porque hemos olvidado nuestro poder interior. Hemos olvidado que somos una expresión divina, que somos parte de esta gran energía divina que se experimenta a través de todo tipo de experiencias.

Cuando todo lo que dices, haces, sientes o piensas está en armonía con las leyes del amor, sólo pueden ocurrirte cosas fantásticas.

Para concluir este capítulo, te sugiero que practiques la meditación. Es esencial para tu evolución porque te ayuda a escuchar la voz de tu superconciencia. Cuanto más aprendas a amarte y a aceptarte a ti mismo haciéndote más consciente, más querrás escuchar esa vocecita interior. Por ello, te recomiendo encarecidamente meditar todos los días.

La meditación no es relajación. Se trata de tomarse el tiempo necesario para detenerse durante veinte o treinta minutos al día para aquietar la mente. El mejor momento para meditar es por la mañana temprano, preferiblemente con el estómago vacío y al amanecer. Si no puedes meditar por la mañana, puedes hacerlo antes de la comida o la cena. Sin embargo, no te recomiendo meditar después de la cena. Lo ideal es que elijas un mismo lugar al que puedas acceder todos los días y en el que puedas aislarte fácilmente.

Al detener tus actividades diarias por un momento, te permites dedicar tiempo a ser. El cuerpo físico puede ser un amigo, una ayuda para desarrollar la conciencia a través de la meditación. Por ejemplo, prestar atención a nuestra respiración nos permite tomar conciencia de nuestro cuerpo físico en lugar de perdernos en nuestros pensamientos y emociones, en nuestros cuerpos mental y emocional. Hay muchas formas de meditar y depende de ti explorar la que mejor te funcione.

La meditación nunca se hace tumbado o con la cabeza apoyada. Te sientas con la espalda lo más recta posible para permitir que la energía fluya desde la parte baja de la espalda hasta la cabeza. Puede incluir o no música o un mantra, que es una frase o palabra espiritual que se repite para mantener la mente consciente ocupada. Intenta encontrar una palabra o frase que no traiga ninguna imagen a tu conciencia, por ejemplo: paz, amor, armonía. El mantra recomendado por *Escucha tu cuerpo* es «yo soy DIOS, Dios yo soy». Al repetir esta frase, ayudas a tu subconsciente a descubrir formas de expresarla.

Al principio puedes tener alguna dificultad porque para la mayoría de las personas es muy difícil observar sólo la respiración y los pensamientos. Ten paciencia. Lo más importante es tu motivación. Igual que con el ejercicio físico, al principio hay muchos dolores y los movimientos son torpes; incluso puedes pensar que esta actividad no es para ti. Probablemente sepas que perseverar en una nueva actividad hace que ésta sea más fácil, más cómoda y más agradable. Pues bien, con la meditación ocurre exactamente lo mismo. Después de algún tiempo, ya sean días, semanas o incluso meses de práctica, adquirirás el gusto por la meditación, y esto dependerá de la disciplina que le dediques. En el momento en que no te sea posible llevarla a cabo, te darás cuenta de que la echas de menos.

Por otro lado, en tu práctica de la meditación es importante perseverar sin buscar obtener un resultado, es así como observarás que tu mente se calmará cada vez más fácilmente.

Hay que saber que la meditación no se limita a las prácticas sentadas. Es probable que ya hayas experimentado tu capacidad de estar especialmente atento durante una actividad física, por ejemplo, la jardinería, el bricolaje, el paseo, el buceo, etc. Cualquier actividad en la que estemos en estado de observación, es decir, en la que no haya actividad mental de preocupación, permite un estado meditativo. De hecho, el mayor valor de la meditación regular es recordarnos los beneficios de este estado.

En la meditación, apagas la voz de tu cabeza para poder escuchar la voz de tu corazón. Entonces tendrás respuestas a tus problemas o preguntas internas, aunque no necesariamente durante la meditación sino en las horas o días siguientes, como una idea o inspiración repentina tuya o incluso de otra persona. Si te mantienes alerta, podrás reconocer las respuestas que te serán de gran ayuda.

Si sientes dolor o molestias en diferentes partes de tu cuerpo durante la meditación, no te preocupes, es simplemente un estrés de larga duración que está resurgiendo y buscando liberación. Simplemente obsérvalo, sin tratar de pensar de dónde viene, como si estuvieras observando las hojas que se deslizan por un río. Esto puede ser muy beneficioso para ti.

Dale las gracias a tu cuerpo por querer ayudarte a deshacerte del estrés que te bloquea. Cuando de repente sientes una liberación y calor en la zona dolorida, sabes que has liberado una tensión. Aunque no seas consciente del significado del estrés, no importa, acabas de recibir una buena dosis de energía. Si te mantienes realmente alerta y abierto a las señales de tu cuerpo, también puedes encontrar la respuesta al origen del estrés como resultado de tu meditación.

EJERCICIOS PARA ASIMILAR ESTE CAPÍTULO

1) Haz una lista de al menos tres actitudes o comportamientos que te molestan de los demás.

2) Luego escribe lo que juzgas que son cuando hacen esto. Acabas de descubrir tres aspectos de ti mismo que aún no aceptas.

3) Entonces toma conciencia de que cuando estás así, tu motivación no es hacer daño a otra persona. Puede que simplemente esté motivado por un temor hacia ti o una expresión de tus limitaciones. Reconoce que es así para los demás.

4) Haz otra lista de tres comportamientos o actitudes que admiras en los demás basándote en «ser». Por ejemplo: «Admiro a una persona que ES bien organizada».

5) Escribe junto a cada comportamiento lo que temes para ti si te atreves a ser lo que admiras en la otra persona. Si tienes dificultades,

puedes pedir ayuda a algún conocido, ya que suele ser más objetivo y puede orientarte con eficacia. Recuerda que todo lo que ves en los demás es siempre un reflejo de lo que tú eres.

6) Ésta es la afirmación que hay que repetir tan a menudo como sea posible:

SOY UNA MANIFESTACIÓN DE DIOS. ME PERMITO SER LO QUE SOY EN CADA MOMENTO. YA QUE SOY ÚNICO, NO HAY NADIE MÁS QUE EXISTA EN ESTE MUNDO COMO YO.

Capítulo 22

LA ACEPTACIÓN COMPLETA

A lo largo de este libro, hablo del amor en su conjunto y de la espiritualidad, pero la forma definitiva de conseguirlo es la aceptación **incondicional**. Sin ella, es imposible alcanzar la paz interior, la salud y la felicidad. Ya he hablado varias veces de la aceptación, pero quiero aprovechar este último capítulo para asegurarme de que me entiendes bien para poder aplicarla en tu vida. Por desgracia, demasiada gente confunde la aceptación mental con la verdadera aceptación de carácter espiritual.

La aceptación mental es estar de acuerdo con una situación o una persona y, en general, tener la misma opinión o considerarla aceptable. Este tipo de aceptación se basa en nuestros valores, en lo que hemos aprendido en el pasado para decidir si aceptamos o no la situación o a la persona.

El punto de vista espiritual de la aceptación está en el nivel del ser, en el nivel del corazón, donde no existe el bien o el mal ni ningún tipo de juicio.

La verdadera aceptación significa tener la capacidad de conceder a los acontecimientos y a las personas el derecho a ser lo que son, a vivir todo tipo de experiencias sin querer cambiarlas o sin querer cambiar la situación a toda costa, aunque no estemos de acuerdo. Permitir que las personas sean diferentes a uno mismo, sin críticas ni juicios de valor, y a la vez poder sentirse bien con uno mismo, también indica una actitud de aceptación. La aceptación significa reconocer que todas las personas afectadas o damnificadas por una experiencia concreta tienen una importante lección de vida que aprender de ella.

La mente, al ser sólo memoria, no puede manejar esta noción de aceptación, no es su papel, así como el corazón no tiene que digerir la comida. Por lo tanto, es imposible que la mente comprenda los conceptos espirituales. Está más allá de su capacidad. Por eso el ego, al ser creado a partir de la energía mental, se niega a que aceptemos de una forma diferente a la que conoce. Para sacar cualquier conclusión, se basa principalmente en lo que ha aprendido en el pasado, mientras que el amor incondicional se centra siempre en el momento presente.

El ego utiliza todos los medios posibles para evitar que aceptemos de verdad, creyendo que nos ayuda y protege. Por ejemplo, ¿recuerdas haber oído a tu ego susurrarte al oído que si aceptas a una persona tal y como es, te arriesgas a que se aprovechen de ti, a que te vean como cobarde, débil, sumiso, indiferente, estúpido, etc.? A partir de ahora, intenta estar más alerta cuando escuches a tu ego decir esas cosas. Acepta la idea de que también es imposible que tu ego comprenda los beneficios de la aceptación con el corazón. Piensa que te está ayudando, pero si quieres ser el único dueño de tu vida, tienes que decidir qué es bueno para ti o no.

A través de este capítulo, quiero compartir contigo las nuevas inspiraciones que me han llegado y mis recientes descubrimientos, para ayudarte a poner en práctica la verdadera aceptación. Desde que escribí este libro, he encontrado formas más rápidas y efectivas de lograr el amor incondicional a uno mismo y a los demás. Me gustaría aprovechar esta oportunidad para dar las gracias a mi equipo de formadores, que ha sido inestimable para desarrollar nuevas ideas. Éstas son las formas más importantes:

1. Aceptar nuestro ego

Si te haces la siguiente pregunta, la cual me hacen a menudo: «Soy muy consciente de que mi ego suele gobernar mi vida, pero ¿cómo puedo reducirlo y no dejar que me influya tanto? ¿Cómo puedo deshacerme de él?», ésta es mi respuesta.

En primer lugar, hemos de aceptarlo y no estar enfadados con nosotros mismos por haberlo creado y menos aún querer desembarazarnos de él a cualquier precio. Cuando queremos rechazar algo, es una gran falta de aceptación. En cambio, tenemos que darnos cuenta de que hasta ahora hemos creído que nuestro ego es la mejor manera de protegernos del sufrimiento.

Como mencioné en un capítulo anterior, el ego se compara con un siervo que dirige a su amo porque éste le ha dado mucho poder al permitirle hacerlo. Hoy, con el advenimiento de la apertura de la conciencia, estamos siendo conscientes de que somos ese amo que se da cuenta de que no es el siervo quien debe decidir todo. Más bien, el siervo debe escuchar las necesidades del amo.

¿Cómo podemos recuperar el control de nuestras vidas desarrollando una actitud de aceptación? El amo puede decir frases como éstas a su siervo: «Acabo de darme cuenta, CANTA, de que te he dado mucho poder al dejar que decidas por mí muy a menudo. Quiero agradecerte que hayas hecho muy bien tu trabajo y que hayas decidido muchas cosas por mí en base a lo que creías que era lo mejor. Sin embargo, me he dado cuenta de que esto no satisface mis necesidades muy a menudo y que soy yo quien debe decir lo que necesito. Así que he decidido que a partir de ahora quiero tomar mis propias decisiones, y si por casualidad tomo alguna que no me beneficie, no te preocupes, no te haré responsable porque estoy dispuesto a asumir las consecuencias. CANTA, puedes quedarte a mi lado todo el tiempo que quieras, y si te necesito, te lo haré saber».

Como puedes ver, con ese lenguaje, el siervo no se sentirá acusado ni rechazado, sino reconocido por la ayuda que ha prestado a su señor en el pasado. Incluso se sentirá feliz y aliviado de retomar su papel de siervo y dejará con gusto que su amo vuelva a controlar su vida. Todo lo que tienes que hacer es hablar con tu ego de esta manera, imaginando que estás hablando con una persona a tu lado. Recuerda que tu ego es una entidad muy viva y presente pero, al estar hecho de materia mental, sólo puedes contactar con él mentalmente.

Recuerda siempre que no somos nuestro ego y que debemos reconectar con nuestra esencia divina. Somos seres perfectos y únicos que utilizamos un cuerpo de materia con sus dimensiones físicas, emocionales y mentales para tener ciertas experiencias, con el fin de volver a nuestra verdadera naturaleza y convertirnos de nuevo en espíritu puro. Desgraciadamente, con el tiempo hemos olvidado esta realidad y hemos pensado que hacíamos lo correcto al utilizar la energía mental para crear un ego. Así que volvamos a estar en contacto con lo que realmente somos.

2. Las cinco heridas del alma

Desde hace muchos años, trabajo con las cinco heridas del alma, que son el rechazo, el abandono, la humillación, la traición y la injusticia. Después de muchas experiencias y observaciones con mi familia, con mi amplia clientela y conmigo misma, actualmente estoy convencida de que estas cinco heridas están en la raíz de todos nuestros problemas, ya sean psicológicos o físicos.

A lo largo de nuestra vida, hemos permitido que nuestro ego nos dirija, creyendo que nos protegería del dolor asociado a estas heridas. Sin embargo, cuanto más importante es una herida, más a menudo interfiere el ego, creyendo que nos está ayudando. Por ejemplo, la persona que tiene una fuerte herida de rechazo tendrá tanto miedo de ser rechazada o de rechazar a otra persona que rara vez será lo que quiere ser. Escuchará la vocecita de su ego, que le influirá para hacer todo lo posible por evitar el rechazo. Tratará de borrarse de un grupo para evitar el rechazo, cuando tiene cosas interesantes e importantes que compartir. No escucha sus necesidades.

Por desgracia, lo que el ego no sabe es que cuanto más actuamos por miedo a..., más se manifiesta este miedo. Esta persona se volverá tan autosuficiente que los que la rodean pasarán sin verla, como si no existiera. Entonces volverá a casa frustrada, sintiéndose aún más rechazada y enfadada porque nadie se preocupó realmente por ella.

Si quieres saber más sobre este tema, te invito a leer *LAS 5 HERIDAS que te impiden ser tú mismo*, así como el volumen 2, *LA SANACIÓN DE LAS 5 HERIDAS*, que explica con detalle cada una de las heridas mencionadas anteriormente. Ser cada vez más consciente de ellas te permite aceptarte a ti mismo mucho más rápidamente, así como aceptar a los demás desarrollando la compasión por el dolor que están experimentando debido a sus heridas no sanadas.

3. El triángulo de la vida

A nivel espiritual, hay una importante trinidad que es innegable. En sentido figurado, la palabra trinidad significa «un grupo de tres principios, símbolos o cosas» que representan una estrecha conexión o interdependencia. Esta trinidad puede visualizarse como el triángulo que se ilustra a continuación:

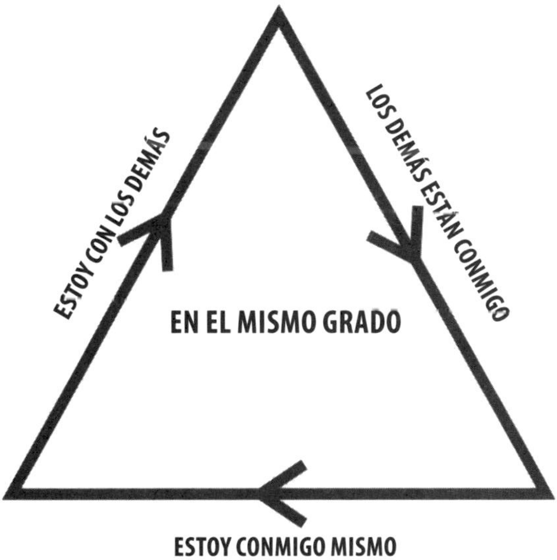
ESTOY CON LOS DEMÁS
LOS DEMÁS ESTÁN CONMIGO
EN EL MISMO GRADO
ESTOY CONMIGO MISMO

Este triángulo es una excelente herramienta para conocerse a sí mismo y descubrir lo que aceptas o no aceptas de ti, teniendo en cuenta que no hay un número uno entre los tres lados. En cuanto tomas conciencia de un yo soy, ya sea contigo mismo o con otra persona, sabes automáticamente que el todo también existe en las otras dos formas. Sólo entonces podrás convertirte en una persona responsable al darte cuenta de que todo viene de ti.

Pongamos el ejemplo de que crees que tu pareja es una persona mentirosa y que eso te hace sentir enfadado. Esto significa que no te aceptas a ti mismo cuando mientes. Te mientes a ti mismo, mientes a los demás y te juzgan por ser un mentiroso mucho más a menudo de lo que crees. No es fácil de reconocer y aceptar, ¿verdad?

Recuerda siempre que no eres tú en tu corazón el que tiene dificultades para aceptar, es tu ego. Como el ego no entiende los conceptos espirituales, nunca admitirá que eso pueda ser cierto y, por lo tanto, preferirá seguir creyendo que son sólo los demás los que mienten. Estos tres lados del triángulo también se manifiestan en el mismo grado. Si te molesta mucho que alguien te mienta, ahora sabes que te sientes culpable por mentir en el mismo grado, aunque no seas consciente de ello. Es muy posible que cuando mientas, tu ego te haga creer que tienes una muy buena razón para hacerlo. Además, cuando los demás te juzgan como un mentiroso, te hace experimentar muchas emociones. Aunque no seas consciente de que te juzgan como un mentiroso, lo recibes en lo invisible y provoca malestar con los demás, malestar que muchas veces es inexplicable.

¿Estás empezando a darte cuenta de lo mucho que este triángulo puede ayudarte a ser consciente, responsable y a aceptarte más a ti mismo? Volvamos al ejemplo de la mentira. Cuando te des cuenta de que te mientes a ti mismo y a los demás, te darás cuenta al mismo tiempo de que cuando esto ocurre, no es porque seas una persona mala o malintencionada, o porque quieras hacer daño a la otra persona. En realidad, mentiste porque temías algo para ti, como hacen otros cuando mienten.

La aceptación no significa que tengas que cambiar tu comportamiento inmediatamente. Al contrario. El simple hecho de aceptar que en ese momento puedes ser un mentiroso, al igual que otros lo son a veces, porque tus miedos son demasiado poderosos en ese momento, es lo que más importa. Te das a ti mismo y a los demás el derecho a ser humano. Sólo después de este tipo de aceptación empezarás a mentir cada vez menos. La transformación se produce por sí misma.

4. El enfoque del espejo sólo se aplica a la forma de SER

En el capítulo anterior hablé de esta teoría, la cual practico desde hace más de cuarenta años. Sólo con el paso de los años me he dado cuenta de que únicamente debería aplicarse a la forma de *SER*. Muchas personas se resisten a esta teoría porque cuando se les dice que son un espejo de la persona a la que juzgan, su primera reacción es replicar que no es cierto. Este hombre, por ejemplo, diría: «Eso es una tontería. Nunca actúo como mi pareja. Ella habla de sí misma todo el tiempo, mientras que yo hablo muy poco. ¿Cómo puedes afirmar que ella es mi espejo?».

Si este hombre juzga a su cónyuge por *SER* indiferente cuando ella habla demasiado porque no parece importarle lo que él está pasando, significa que su cónyuge también lo juzga por *SER* indiferente. Ella puede juzgarlo como indiferente porque no habla lo suficiente. Además, este hombre también tiene miedo de ser visto como indiferente porque se acusa a sí mismo de ello, ya sea conscientemente o no.

Puede ser que cuando ella habla de forma incesante, él la encuentre indiferente a él, a sus necesidades, refiriéndose a que ella habla demasiado de sí misma, sin prestarle atención a él, a lo que siente o quiere. Observa con atención la próxima vez que alguien se comporte de una manera que te moleste. Entonces debes preguntarte: «Cuando hace esto, la juzgo o la acuso de ser ¿qué?». Si te resulta difícil reconocer que a veces eres así con esta persona, o si dudas de que esta persona pueda juzgarte por ser así, te sugiero que compruebes con ella cuándo te ha juzgado por ser así.

Sé que se necesita mucha observación y humildad para hacer este tipo de ejercicio. Tu ego estará consternado, pero será una victoria tan grande para ti, que después te sentirás feliz y orgulloso de ti mismo, mientras tendrás la impresión de haber crecido, de ver con más claridad. Es una victoria sobre todo para la evolución de tu alma, así como un gran acto de amor hacia ti mismo y hacia los demás. Haciendo este tipo de ejercicio, demuestras que aceptas tu forma de ser en el mismo grado que has juzgado al otro. Este ejercicio del espejo es también la manera más adecuada de mejorar todas tus relaciones, tanto personales como profesionales.

5. No podrás ser lo que quieres ser hasta que aceptes que eres lo que no quieres ser

Esta verdad se hizo muy evidente para mí después de haber pasado muchos años haciendo todo lo posible por no ser lo que yo consideraba «no bueno», «malo», «no correcto», «ingrato», «injusto», «malo», etc. Siempre quise ser perfecta, pues soy rígida y perfeccionista de nacimiento. En consecuencia, en cuanto hacía y era lo que consideraba incorrecto, inmediatamente trataba de controlarme para no seguir siendo y actuando así.

Al principio me costó mucho tiempo ser consciente de que me había estado controlando y culpando desde que era muy joven. Finalmente me di cuenta de que mientras no aceptara esas partes de mí que no quería, nunca sería lo que quería ser. Fue en ese momento cuando pude comprobar el maravilloso y extraordinario efecto de la aceptación. No hay nada más poderoso que la aceptación total, completa, para transformar un comportamiento o una actitud hacia lo que nos proponemos. En el fondo sabía que el cambio de actitud se produce automáticamente, en el mismo momento en que nos aceptamos de verdad.

Volvamos al ejemplo de la mentira. Éste era también mi caso, no podía tolerar a una persona que me mintiera. Recordé que mi madre decía muchas veces: «Prefiero que me den una bofetada en la cara a que me mientan en la cara». Yo tenía la misma forma de pensar que ella sobre esto. No fue fácil para mi ego descubrir que también era una mentirosa. Ahora sé que mi proceso está hecho porque cuando me doy cuenta de que alguien me miente, mi primera reacción es sentir el miedo de la otra persona. En realidad, no miente, tiene miedo. Cuando me sorprendo a mí misma mintiendo, me pregunto inmediatamente: «¿Qué temo para mí en esta situación? ¿Qué me hace mentir?». Inmediatamente descubro mi miedo y lo acepto, diciéndome a mí misma: «Gracias a DIOS por hacerme descubrir este miedo. Soy consciente de ello y algún día podré superarlo».

En resumen, la cuestión es que cuando nos aceptamos a nosotros mismos, no significa que vayamos a seguir siendo lo que no queremos ser durante toda nuestra vida. Por el contrario, cada vez somos menos a menudo lo que no queremos ser, y nos sorprendemos gratamente al comprobar que cada vez actuamos más a menudo como queremos ser a partir de ahora.

6. *La verdadera aceptación sólo se consigue cuando nos aceptamos a nosotros mismos, tanto en los aspectos positivos como en los negativos de cualquier actitud*

Ésta fue otra revelación que me emocionó cuando llegó a mí. Realmente creía que me aceptaba en el aspecto positivo de una actitud y que era sólo en el llamado aspecto «negativo» en el que tenía que trabajar.

He aquí uno de mis ejemplos. Soy una persona muy rápida en general. Toda mi familia es así y yo estaba muy contenta y orgullosa de ello. No quería cambiar nada de este aspecto de mí que en ese momento consideraba positivo. Estaba convencida de que me aceptaba a mí misma y a la gente rápida. Lo que me molestaba y era difícil de aceptar era la gente lenta, ya fuera conduciendo, caminando, expresándose, haciendo una petición o cualquier otra cosa.

Ahora sé con certeza que tampoco aceptaba mi parte rápida. Me di cuenta de cuántas veces me culpaba porque intentaba ir demasiado rápido, o porque olvidaba cosas importantes, o cuando me caía al subir o bajar las escaleras. He visto muchos incidentes en los que mi velocidad me ha jugado una mala pasada y me he culpado después. Esto me dice que no me aceptaba a mí misma. También recordé la intolerancia que sufría cuando una secretaria cometía errores por querer ir demasiado rápido. Fui la primera en decirle que debía tomarse el tiempo necesario para hacer bien su trabajo y, sobre todo, para revisarlo antes de entregarlo. No me di cuenta de que era un consejo que debería haber seguido yo misma.

Todo esto es para apoyar el hecho de que ya no debes tratar de ser sólo el aspecto que crees que es positivo de cualquier actitud. ¿Quién dice que es mejor o más positivo ser más rápido que ser más lento? Es importante entender que cada uno tiene su propia personalidad, su propio ritmo, y por lo tanto debemos respetar esta dualidad. Sólo así podrás reconocer cuándo te aceptas de verdad. Esto no significa que haya que ser 50 % positivo y 50 % negativo. Cada actitud tiene sus dos aspectos y todos tenemos que experimentarlos para ver si nos aceptamos o no. Por ejemplo, ser atento, ser distraído; ser rico, ser pobre; ser generoso, ser mezquino; ser egoísta, ser altruista; ser exigente, ser conciliador; ser codicioso, ser templado; ser amable, ser quebradizo y desagradable; ser paciente, ser impaciente, etc.

Descubrirás que cuando expresas el llamado lado negativo de una actitud, a veces puede ser muy beneficioso para ti. ¿Te has dado cuenta de que cuando te esfuerzas demasiado por ser lo que te enseñaron que era «correcto», a menudo te vas a los extremos o sobrepasas tus límites? Por ejemplo, si intentas ser demasiado amable, dejarás que los demás se aprovechen de ti y esto te hará experimentar muchas emociones. Por eso es prudente permitirse ser las dos caras de una misma actitud según las necesidades del momento.

Espero de todo corazón que quieras aplicar en tu vida por amor a ti mismo todas las herramientas que contiene este libro. Te recuerdo que mientras una experiencia no sea vivida en total aceptación, es decir, sin juicios de ningún tipo, sin acusaciones, sin culpas y sin arrepentimientos, atraerás los elementos necesarios para revivir el mismo tipo de experiencia hasta tomar conciencia de las consecuencias que te perjudican.

Así es como nos convertimos gradualmente en seres más inteligentes y plenamente responsables. Decidimos elegir tener sólo aquellas experiencias que nos hacen felices y evitamos las que tienen consecuencias desagradables. Como puedes ver, es difícil, si no imposible, separar el «triángulo» de la responsabilidad, la inteligencia y el amor.

Si no puedes aceptar un aspecto de ti mismo o la actitud de otra persona, a pesar de tus esfuerzos, acepta que no puedes hacerlo en ese momento debido a un miedo asociado a una creencia o a un gran dolor. De este modo, demuestras una forma de aceptación y una apertura hacia el bienestar.

Te sugiero que empieces a experimentar con esta actitud de aceptación en las áreas que te resulten más fáciles. La aceptación total significa seguir la voz de tu corazón, que siempre dice: «SÍ, me doy el derecho de ser así POR EL MOMENTO».

EJERCICIOS PARA ASIMILAR ESTE CAPÍTULO

1) Observa una actitud que te molesta en otra persona –en su forma de ser– y compón el triángulo con esa persona.

2) A continuación, comprueba cuándo te has sentido culpable o enfadado por ser lo contrario de esa actitud que te molesta, es decir, cuando has sido lo que creías aceptar, siendo positivo en tu opinión. La afirmación que hay que repetir tantas veces como sea posible para terminar este libro es la misma que en el primer capítulo. ¿Hay alguna diferencia entre cómo te sientes ahora y cómo te sentías en el momento de tu primera afirmación?

SOY UNA MANIFESTACIÓN DE DIOS, SOY DIOS. PUEDO CREAR TODO LO QUE QUIERO, ALCANZAR LA PAZ INTERIOR Y UTILIZAR MI GRAN PODER.

CONCLUSIÓN

Somos extremadamente afortunados de vivir en la Era de Acuario, que nos aporta la energía para avanzar más hacia la importancia de ser lo que queremos ser. Si vamos en contra de esta nueva energía, es como nadar contra la corriente. Se convierte en algo tedioso, laborioso y, por lo tanto, cada vez más difícil. Por ello, corremos el riesgo de hundirnos. Esto explica por qué todo en el mundo parece ir a peor. Es porque hemos llegado a un momento crucial en la historia de la humanidad. Vivimos un momento de urgencia, del mismo modo que ya no podemos dar marcha atrás ni esconder la cabeza debajo de la arena.

Es un momento que está destinado a ser muy espiritual. Debemos aprender que en todo lo que elegimos tener y en todo lo que decidimos hacer, debemos aspirar a **ser lo que queremos ser**. Para ello, debemos ser más conscientes que nunca de nuestro ego –una creación mental– que nos impide cumplir nuestro plan de vida de ayudar a nuestra alma a purificarse y crecer. Crecer también significa amarnos a nosotros mismos y a los demás.

Como hemos permitido demasiado que nuestro ego nos gobierne, hemos desaprendido lo que es el verdadero amor y por eso hemos tenido que volver a esta Tierra muchas veces en un cuerpo diferente para revivir las mismas experiencias. En realidad, cada una de nuestras vidas debería ser utilizada para aprender a amar más y más, en diferentes condiciones, y no pasar nuestro tiempo repitiendo los mismos escenarios. Es como repetir el mismo año escolar una y otra vez. Si un niño se resiste a aprender, puede tardar muchos años en graduarse en la universidad. Eso no es muy inteligente, ¿verdad? Se está castigando a sí mismo. Esto es lo que la raza humana ha estado haciendo durante muchas vidas.

La Tierra es una gran escuela de amor. Es un privilegio estar vivo. Por eso debes aprovechar cada momento de tu vida para amar más y más. Al amar más en cada vida, te ahorras tener que volver muchas veces. Incluso puedes conseguir hacer el trabajo, es decir, evolucionar de varias vidas a una vida. ¿Qué tipo de estudiante eres? Es tu decisión.

Si lo piensas, lo bueno es que todos estos conceptos son muy sencillos, aunque no siempre sea fácil aplicarlos. Todo lo que tienes que hacer son actos de amor, lo que significa ver lo divino en todas partes, en ti, a tu alrededor, y aceptar a cada persona tal y como es en el momento presente.

Así, el resto se produce automáticamente: tus miedos y todas las emociones innecesarias desaparecen. Dominas tu ego, tus enfermedades te abandonan y tus relaciones afectivas mejoran mucho. Por último, ¡hay abundancia en todo, tanto material como espiritual! ¿Qué otra cosa es más importante para ti?

Cuanto más expreses el amor por ti mismo y por los demás, más permitirás que tu sol interior crezca y brille a tu alrededor. Por lo tanto, eres una fuente de luz y calor para todos los que tienen la suerte de estar cerca de ti o en tus pensamientos.

Te deseo de todo corazón que vuelvas a ser este hermoso sol y que por fin experimentes la gran felicidad que tanto mereces.

Con amor:

Lise Bourbeau

LISA BOURBEAU

¡RECUPERA LA CONFIANZA EN TI MISMO Y EMPIEZA A DISFRUTAR DE LA VIDA!

Las dinámicas y poderosas enseñanzas del taller «Escucha tu cuerpo» están dirigidas a todas las personas interesadas en el crecimiento personal. Este poderoso taller proporciona una base sólida para el crecimiento y la transformación personal.

Durante más de veinticinco años, Lise Bourbeau ha mostrado a los participantes cómo traer armonía a sus vidas y a sí mismos. Los resultados obtenidos por más de 20 000 personas que han asistido al taller «Escucha tu cuerpo» son realmente asombrosos, con recompensas mucho mayores de lo que cabría imaginar.

Gracias a este taller, miles de personas ya no se limitan a soportar la vida, sino que la viven. Han recuperado el control de sus vidas y están utilizando su riqueza de poder personal para crear las vidas que realmente quieren para ellos.

El taller «Escucha tu cuerpo» es una enseñanza única y completa que tiene efectos tangibles a todos los niveles: físico, emocional, mental y espiritual.

Según los participantes anteriores, los beneficios de este taller incluyen:

- mayor dominio emocional;
- mayor confianza en uno mismo
- mejor comunicación con los demás
- un mejor juicio, que permite elegir conscientemente entre el amor y el miedo
- la capacidad de perdonar y dejar atrás el pasado
- un contacto directo con tu poder personal y tu creatividad
- una técnica revolucionaria pero sencilla para descubrir las verdaderas causas de las enfermedades y los problemas de salud

- una mayor vitalidad física
- y mucho, mucho más

Si deseas organizar un taller en tu país, ponte en contacto con nosotros para obtener más información.

1102 Bl. La Salette, St-Jérôme, (Québec) J5L 2J7 CANADA

Teléfono : 450-431-5336 Fax : 450-431-0991, e-mail : info@ecoutetoncorps.com

www.ecoutetoncorps.com

ÍNDICE